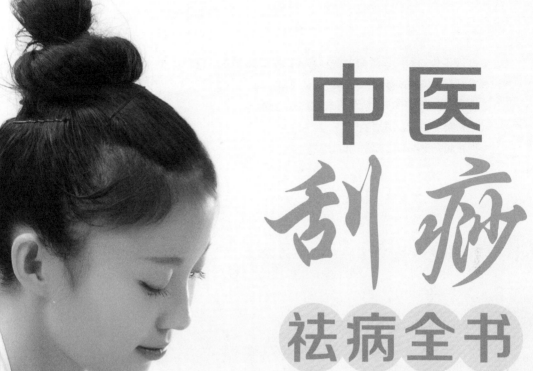

中医刮痧

祛病全书

毛德刚　田端亮　**双福**◎主编

U0222916

全国百佳图书出版单位

化学工业出版社

内容简介

本书以零基础入门读者为主要对象，以家庭使用为核心，深入浅出介绍了刮痧的基本知识、家庭常见病的刮痧疗法和日常生活刮痧保健法。力求用最少的穴位、最简单的刮痧方法、最全面的知识介绍、最精准的实景演示，助您：

轻轻松松学刮痧、用刮痧！

实现祛病强身、保健养生的健康梦！

图书在版编目（CIP）数据

中医刮痧祛病全书 / 毛德刚，田端亮，双福主编. —北京：化学工业出版社，2023.2

ISBN 978-7-122-42607-9

Ⅰ．①中… Ⅱ．①毛… ②田… ③双… Ⅲ．①刮搓疗法 Ⅳ．①R244.4

中国版本图书馆CIP数据核字（2022）第230595号

责任编辑： 满孝涵　邱飞婵

责任校对： 刘曦阳　　　　　　　装帧设计：双福 SF 文化·出品 www.shuangfu.cn

出版发行： 化学工业出版社（北京市东城区青年湖南街13号　邮政编码 100011）

印　　刷： 三河市航远印刷有限公司

装　　订： 三河市宇新装订厂

710mm × 1000mm　1/16　印张　11　字数　250　千字

2023年8月北京第 1 版第 1 次印刷

购书咨询：010-64518888　　　　　　　　售后服务：010-64518899

网　　址：http://www.cip.com.cn

凡购买本书，如有缺损质量问题，本社销售中心负责调换。

定　价：49.80元

前言

刮痧是指通过刮痧板的刺激，调动内脏、经络、血脉、肌肉和体表的自我防御系统，提高自身的调节能力、抗病能力及康复能力，从而强健体魄、祛除疾病的治疗方法。

刮痧疗法历史悠久，早在两千多年前的《黄帝内经》中就有刮痧治病的记载。唐朝已运用苎麻来刮痧。元、明时代的中医书籍里已有更多的刮痧记载。发展至清代，有关刮痧的描述更为详细，并对刮痧的具体应用及作用进行了更深入的论述。由此可见，从古至今，刮痧疗法已被广泛认可和应用。

从现代医学角度来说，刮痧疗法是一种纯"绿色疗法"，它具有方法独特、简便安全、适应证广泛、疗效可靠等特点，对于一些西医疗效欠佳的慢性病能收到意想不到的效果。最重要的是刮痧疗法取材方便、操作简单，十分适合百姓的保健需要。

本书通过系统介绍，让读者轻松掌握刮痧知识。书中对常见病症的刮痧穴位、刮痧方法做了图文并茂的详细解说，每一种病症都附有操作穴位图，并用真人示范图的形式对每一个操作步骤进行动作解说，是专门针对普通大众的医学科普书籍，希望广大读者能从书中受益。

本书内容难免存在不足之处，敬请广大读者指正。

编者

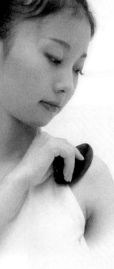

第一章 刮痧的基础知识

第二章 10分钟刮痧保健，刮去身体小烦恼

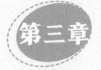

第三章 刮痧治疗常见病，自诊、调补一刮搞定

目录

第四章　美容瘦身刮痧法

第五章　四季应时养生刮痧

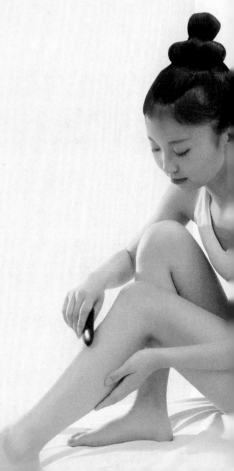

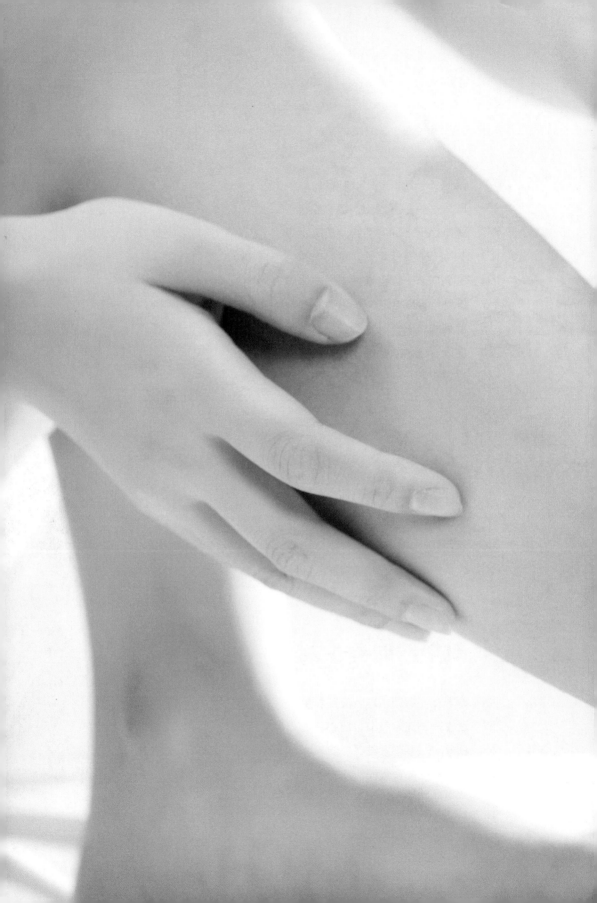

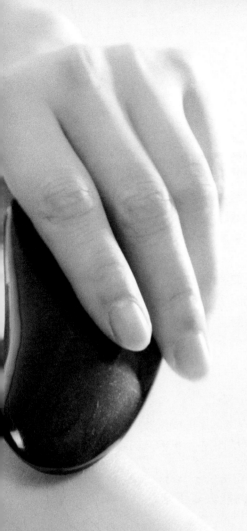

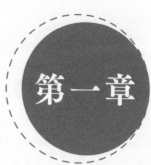

第一章

刮痧的基础知识

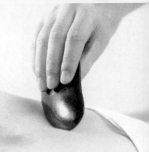

什么是刮痧

中医治疗主要有六大技法，分别是砭、针、灸、药、按跷和导引。刮痧古称"砭法"，是六大技法之首。刮痧集穴位刺激、局部按摩、药物外治于一体，适应证广泛，简便易行，疗效显著且较少毒副作用，非常适合大众保健。

刮痧的功效

刮痧刺激人体经络，改善气血流通状态，具有以下功效。

◎活血化瘀，通畅气血，疏通经络，激发经气运行。

◎促进血液、淋巴液和组织间液的循环。

◎舒筋通络，消除疼痛，解除肌肉紧张。

◎改善脏腑功能，调节人体阴阳平衡。

看"痧"知健康问与答

Q 什么是"痧"？

A "痧"是经络气血中的"瘀秽"，俗称痧毒，是形成诸多疾病和加速人体衰老的毒素，它阻碍气血的运行、营养物质和代谢产物的交换，引发组织器官的病变，故中医有"百病皆可发痧"之说。

Q 出"痧"会损害皮肤吗？红红的皮肤何时能恢复正常？

A 出"痧"的皮肤红红的，看上去有点儿可怕。其实，不管怎么红，都不必担心，因为这对皮肤是没有损害的。红斑颜色的深浅通常是病症轻重的反映。较重的病，"痧"就出得多，颜色也深；如果病情较轻，"痧"就出得少，颜色也较浅。一般情况下，"痧"会在 3～5 天内逐渐消退。刮痧活血化瘀，加强了局部的血液循环，会使皮肤变得比原来还要健康、美丽。

Q 刮痧真的是越痛越黑才有效吗？

A 刮痧并非越痛越有效，也不是非要刮得又黑又紫才好。正常情况下，刮拭部位出痧后呈现微红色或紫红色就可以停止。不健康的部位刮起来会感到不平滑，痛也只是一般的痛，而不是死去活来的疼痛。

Q 刮痧难学吗？

A 刮痧并不难学，刮痧对皮肤的刺激主要是以线与面的形式进行的。虽然也包括对穴位点的刺激，但是刮痧对穴位点的刺激往往不要求像针灸治疗那样准确，完全可以在学习后自己操作。

如何应对刮痧时的突发状况

新手刮痧，总会产生战战兢兢、不敢下手的心理，其实不用怕，只要先了解下面的常见突发状况，就可以让你轻松灵活应对。

1.对初次接受刮痧治疗者，应做好说明解释工作，消除顾虑。

2.一定要注意，空腹、熬夜、过度疲劳者不宜刮痧。

3.需要根据被刮者的体质选用适当的刮拭手法。对体质虚弱、上吐下泻等虚证，宜用补刮手法（详细解释参见 P5 刮痧的补泻手法）。

4.治疗刮痧部位宜少而精，刮痧时间不宜过长。

5.在刮痧过程中，要时时询问被刮者的感受，及时发现晕刮的先兆。

刮痧所需工具

工具的选择直接关系刮痧治病保健的效果，刮痧常用工具包括刮痧板、刮痧剂和消毒用品。

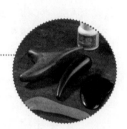

工具1：刮痧板

专用刮痧板边角圆润，不会损伤皮肤，可以起到行气活血、疏通经络的作用。

A.持板方法

用手握住刮板，将刮痧板的底边横靠在手掌心部位，大拇指及另外四指弯曲，分别放在刮痧板两侧，刮痧时用手掌心部位施加向下的按压力。刮痧治疗时，刮板厚的一面对手掌，保健时刮板薄的一面对手掌。

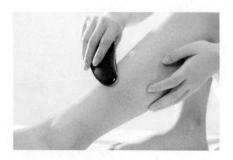

B.刮拭方法

①面刮法

将刮痧板的一半长边或整个长边接触皮肤，刮板向刮拭的方向倾斜10°～90°，以45°应用最为广泛。利用腕力多次向同一方向刮拭，有一定刮拭长度。适用于身体较平坦部位的经络和穴位，如躯干、四肢、头部等。

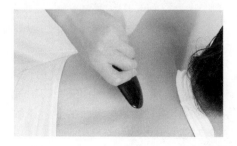

②双角刮法

用刮痧板凹槽处对准脊椎棘突，凹槽两侧的双角放在脊椎棘突和两侧横突之间的部位，刮痧板向下倾斜45°，自上而下刮拭。用于脊椎部。

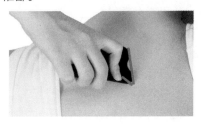

③单角刮法

用刮痧板角部在穴位上自上而下刮拭，刮板面与刮拭皮肤呈45°倾斜。多用于气海、肩贞、膻中、风池等穴位。

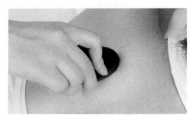

工具2：刮痧剂

刮痧剂不但能起到润滑作用，减少刮痧对皮肤的损伤，还可以增强刮痧治疗的效果。治疗时将刮痧剂涂抹于被刮拭的患部（酸痛部位）及穴位范围的经络线上即可。

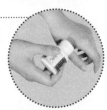

工具3：消毒用品

刮痧时常用的消毒用品有75%的乙醇和消毒棉球。治疗时用消毒棉球蘸取适量75%的乙醇，在刮痧部位均匀涂抹，进行消毒处理。

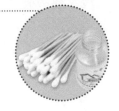

·经验之谈·

上述刮痧工具，除了必备的刮痧板外，在实际刮痧中其余工具可以根据需要灵活选配。

六大提高效果的刮痧技巧

技巧一：做好卫生准备

刮痧施术者在刮痧之前要将双手洗净，注意刮痧用具的清洁消毒，防止交叉感染。

技巧二：心中有数，了解需刮拭的大概范围

刮痧前，可以先阅读书中的相关内容，了解大致的刮痧范围，确定后，再进行刮痧。注意刮痧一般采用线与面的方式进行。

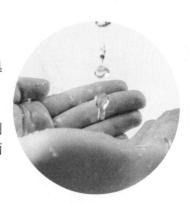

技巧三：以最合适的体位进行刮痧

仰卧位：适用于前头部、头顶部、面部、胸腹部、四肢前面的刮痧。

俯卧位：适用于头部、项、肩、背、腰、四肢后面的刮痧。

注意：俯卧位时腹部下垫一软枕，以托起腹部，避免腰部下陷。

侧卧位：适用于侧头部，面颊一侧，颈项和侧胸、侧腹以及上下肢该侧的刮痧。

仰靠坐位：背靠椅背坐位。适用于前头、颜面、颈和上胸部的刮痧。

俯伏坐位：面向椅背骑坐，双臂放在椅背上。适用于头顶、后头、项背部的刮痧。

技巧四：控制好刮痧力度与速度

在刮拭操作时始终保持一定的按压力，速度、用力要均匀，不要忽快忽慢、忽轻忽重。要不时地询问患者的感受，并注意观察局部皮肤的情况。

技巧五：灵活掌握刮痧角度

刮拭角度以利于减轻被刮拭者疼痛感和方便刮拭者刮拭为原则。有痛感的部位，刮痧板与刮拭方向的角度应小于45°。在疼痛敏感的部位，最好小于15°。

技巧六：了解刮痧时限与疗程

刮痧应根据不同疾病的性质及患者体质状况等灵活控制时间。一般说来，每个部位刮20次左右，总体治疗时间以20～25分钟为宜，以使人能耐受或出痧为度。

初次治疗时间不宜过长，手法也不宜太重。第一次刮痧治疗完毕，出痧部位应待痧消退后，方可进行第二次治疗。通常连续刮痧治疗7～10次为一疗程。

刮痧的补泻手法

"虚则补之，实则泻之"，这是中医刮痧治疗的基本法则之一。刮痧的补泻手法分为补法、泻法、平补平泻法3种。

中医认为速度快、刮拭力大为泻法；速度慢、刮拭力小为补法；介于二者之间速度适中、刮拭力适中为平补平泻法。

泻法能疏泄病邪，使亢进的功能恢复正常。临床多用于年轻、体壮者，新病、急病或身体壮实的实证患者。

补法能激发人体正气，使低下的功能恢复旺盛。临床多用于年老、体弱者，久病、重病或身体瘦弱之虚证患者。

平补平泻法常用于正常人保健或虚实兼证的治疗。

在刮痧的治疗中，若能根据体质、病情，恰当采用补泻法，更容易充分发挥刮痧的治疗作用，获得事半功倍的疗效。

刮痧治疗后的注意事项

1.刮痧后饮适量温开水，可以补充体能消耗，还能促进新陈代谢。

2.刮痧后30分钟内不要接触冷水。

3.刮痧后3个小时内不宜洗澡。

4.洗浴后可以刮痧，此时刮痧效果显著，但应注意保暖。

5.可在刮拭24小时后做局部热敷，缓解出痧后皮肤的轻度疼痛。

6.刮痧后，刮痧板要用消毒棉球蘸取适量75%乙醇擦拭消毒、晾干，然后放在塑料袋或皮套内保存。

刮痧的适应证和禁忌证

适应证

1.内科疾病：感受外邪引起的感冒发热、头痛、咳嗽、呕吐、腹泻以及高温中暑等；急慢性支气管炎、肺部感染、哮喘、中风后遗症、泌尿系统感染、遗尿症、急慢性胃炎、肠炎、便秘、高血压、眩晕、糖尿病、胆囊炎、肝炎、水肿；各种神经痛、胆绞痛、胃肠痉挛和失眠、多梦等神经官能症。

2.外科及皮肤科疾病：以疼痛为主要症状的各种外科病症；感受风寒湿邪导致的各种软组织疼痛，各种骨关节疾病（包括肩周炎、风湿性关节炎、类风湿关节炎、膝关节骨质增生等）、坐骨神经痛、落枕、慢性腰痛等；皮肤科如皮肤瘙痒症、荨麻疹、痤疮等病症。

3.儿科疾病：小儿营养不良、小儿食欲不振、小儿生长发育迟缓、小儿感冒发热、小儿腹泻、小儿遗尿等病症。

4.五官科疾病：牙痛、鼻炎、鼻窦炎、咽喉肿痛、视力减退、弱视、青少年假性近视、急性结膜炎、耳聋、耳鸣等病症。

5.妇科疾病：痛经、闭经、月经不调、乳腺增生、产后病等。

6.保健美容：预防疾病、病后恢复、强身健体、减肥、养颜美容等。

禁忌证

1.有严重心脑血管疾病、肝肾功能不全、全身水肿者禁用。下肢静脉曲张、下肢水肿的患者，刮拭方向应由下向上，用轻手法。大血管显现处禁用重刮。

2.接触性皮肤病患者忌用刮痧，防止将疾病传染给他人。有出血倾向者，如糖尿病晚期、严重贫血、白血病、再生障碍性贫血和血小板减少症的患者禁止刮痧。

3.过饥、过饱、过度疲劳、醉酒者不可接受重力、大面积刮痧，否则会引起虚脱。

4.精神病患者禁用刮痧法，因为刮痧会刺激这类患者发病。

5.孕妇的腹部、腰骶部禁止刮痧，否则会引起流产、早产。女性乳头禁刮。

6.凡体表有疖肿、破溃、疮痈、斑疹和不明原因包块处禁止刮痧，否则会导致伤口的感染和扩散。皮肤高度敏感者或重度过敏者，禁刮。

7.骨折部位禁止刮痧。

8.眼睛、口唇、舌体、耳孔、鼻孔、肚脐、前后二阴等部位禁止刮痧，否则会使这些部位黏膜破损。小儿囟门未合时，头颈部禁止刮痧。

刮痧与经络

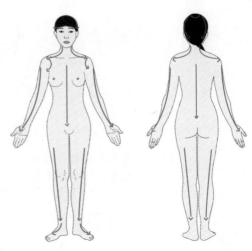

中医理论认为，人体中有一个运行气血，联络脏腑器官、皮肤、肌肉，沟通人体上下、内外的网状通道，它就是经络。在人体的经络上有许多气血输注出入之处，就像一个个小孔一样，它们就是穴位。

因穴位分别归属于各经络，经络又隶属于一定的脏腑，故腧穴—经络—脏腑间形成了不可分割的联系。身体若有疾病，在身体表面的相关穴位就会有所表现，呈现出异状。而对这些穴位进行刮痧，使效力透达于内，就有抗御外邪、保卫机体的作用。

不过，虽然刮痧也包括对穴位点的刺激，但这种刺激往往不要求像针灸治疗那样准确，有"宁失其穴，不失其经"之说，也就是说刮痧与经络的关系更为密切。

一眼看懂刮痧路线与顺序

自上而下：先刮头颈部、背部，再刮胸部、腹部，最后刮四肢和关节。

由内而外：面部、胸部、肩部。

先阳后阴：先刮经络中的阳经，再刮阴经。

· 注意 ·

1.应刮完一处之后，再刮另一处。

2.刮痧时要顺一个方向刮，不要来回刮，待皮下出现微紫红或紫黑色痧点、斑块即可。

刮痧是中医疗法的一部分，要想刮痧有效，除了需要合适的手法外，最为重要的就是选准穴位了。家庭操作怎样简单精准取穴呢？先要掌握下面的取穴法，其次再结合书中的穴位、经络位置图示和说明，就可以轻松找准穴位。

◎指寸定位法

指寸定位法又称同身寸法，是以自己的手指为标准，量取腧穴的定位方法。常用的同身寸法有以下3种。

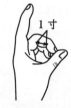

中指同身寸

以中指弯曲时，中节桡侧两端纹头之间的距离作为 1 寸。可用于四肢直寸和腰背部横寸。

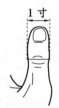

拇指同身寸

以拇指指关节的宽度作为 1 寸。常用于四肢直寸。

横指同身寸

又称一夫法，将示指、中指、环指和小指并拢时，以中指中节横纹为准，四指的宽度定为 3 寸，示指和中指二指的宽度为 1.5 寸。
多用于头、下肢、下腹部的直寸和背部的横寸。

温馨提示：在本书中，"寸"为中医学特指的计量单位，1寸不是绝对长度3.3厘米，而是相对长度，即同身寸，因人而异。根据本人手指比量确定尺寸取穴才准确，全书同。

◎ **体表标志法**

体表标志法有固定标志法和活动标志法两种，是取穴最常用、最方便、最准确的方法。

固定标志法即是以人体表面固定不移又有明显特征的部位，如人的五官、指（趾）甲、乳头、肚脐等作为取穴的标志。如两眉之间定印堂，脐中定神阙，两乳头连线中点定膻中等。

活动标志法是依据人体进行某些局部活动后出现的隆起、凹陷、孔隙、皱纹等作为取穴标志的方法。如屈肘纹头取曲池，握拳掌横纹头取后溪，张口取听宫、听会，闭口取下关等。

◎ **疼痛标志法**

刮痧最简单的方法是在病痛或不舒服的位置直接进行刮拭，这便是中医经络学中的"近部选穴"法。凡是局部出现疼痛、肿胀、僵硬、条索状突起等异常，说明这里存在穴道不通、气血不荣的状况，中医将其称为"阿是穴"，可以在这些部位直接刮痧。

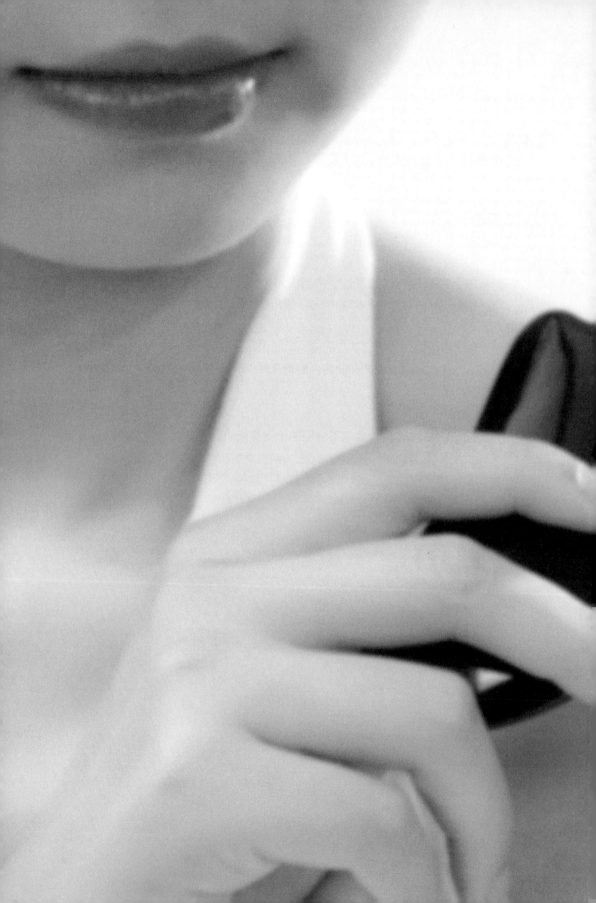

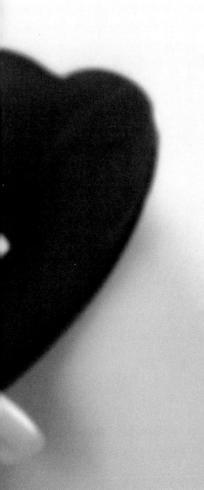

第二章

10分钟刮痧保健，刮去身体小烦恼

疲劳乏力、精神差

——调节脏腑，补身益气

刮痧治疗本症效果很好

　　疲劳是一种主观不适感觉，但客观上会在同等条件下，失去其完成原来所从事的正常活动或工作能力。现代中医认为，疲劳为一个病名，有其病因病机，是临床常见病、多发病，归于亚健康范畴，涉及五脏六腑，主要以脾、肝、肾为主。疲劳可以通过刮痧达到预防、治疗、控制的目的。

·症状自诊·

　　主要表现为全身无力、肌肉酸痛、睡眠质量差或睡眠后精力不能恢复，体力、脑力劳动后连续24小时身体不适等症状。

·原因·

　　常见原因如下。

　　◎ 办公族长时间工作和加班。

　　◎ 脑力、体力活动过度。

　　◎ 饮食不规律。

　　◎ 长期睡眠不足。

　　◎ 运动量减少。

　　◎ 不良的生活习惯。

◇ 刮痧调补步骤 ◇

全程线路指导

头部
↓
颈肩部
↓
背部
↓
上肢
↓
下肢

1 以面刮法刮拭头部，从百会至任一处四神聪，约20次。

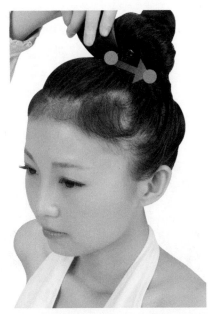

刮拭百会至任一处四神聪

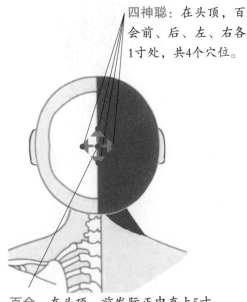

四神聪：在头顶，百会前、后、左、右各1寸处，共4个穴位。

百会：在头顶，前发际正中直上5寸，头顶正中线与两耳尖连线交点上。

2 以单角刮法刮拭项部，从风府至身柱，约20次。

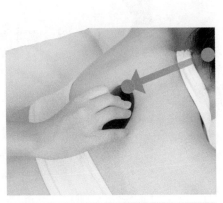

刮拭风府至身柱

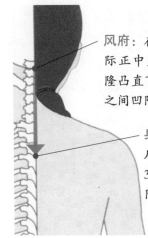

风府：在项部，当后发际正中直上1寸，枕外隆凸直下，两侧斜方肌之间凹陷中。

身柱：在背部，后正中线上，第3胸椎棘突下凹陷中。

3 以单角刮法刮拭颈肩部双侧，从风池至肩井，各约20次。

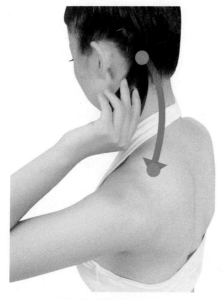

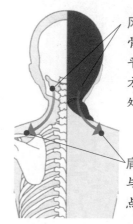

风池：在项部，当枕骨之下，与风府相平，胸锁乳突肌与斜方肌上端之间的凹陷处，左右各一穴。

肩井：在肩上，大椎与肩峰端连线的中点，左右各一穴。

刮拭风池至肩井

4 以单角刮法刮拭背部双侧，从心俞至脾俞、从胃俞至肾俞，各约20次。

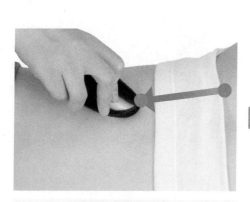

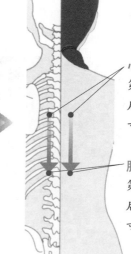

心俞：在背部，第5胸椎棘突下，后正中线旁开1.5寸，左右各一穴。

脾俞：在背部，第11胸椎棘突下，后正中线旁开1.5寸，左右各一穴。

刮拭心俞至脾俞

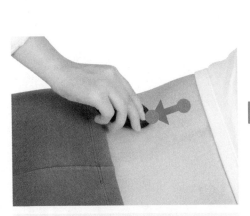

刮拭胃俞至肾俞

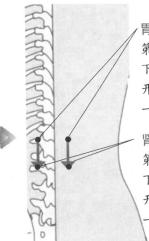

胃俞：在背部，第12胸椎棘突下，后正中线旁开1.5寸，左右各一穴。

肾俞：在腰部，第2腰椎棘突下，后正中线旁开1.5寸，左右各一穴。

5 以面刮法刮拭上肢部双侧，从曲池经手三里至合谷，约20次。

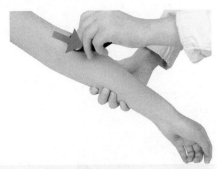

刮拭曲池

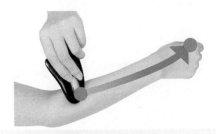

刮拭手三里至合谷

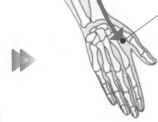

曲池：在肘部横纹外侧端，屈肘，当尺泽与肱骨外上髁连线中点，左右各一穴。

手三里：在小臂背面桡侧，当阳溪与曲池连线上，肘横纹下2寸，左右各一穴。

合谷：在手背，第1、第2掌骨间，当第2掌骨桡侧的中点处，左右各一穴。

6 以单角刮法刮拭腿部双侧足三里至三阴交，约20次。

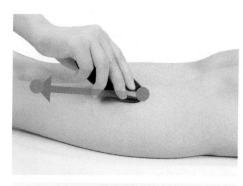

刮拭足三里至三阴交

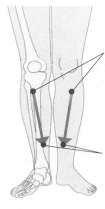

足三里：在小腿前外侧，外膝眼下3寸，胫骨前缘外侧约1横指处，左右各一穴。

三阴交：在小腿内侧，足内踝尖直上3寸，胫骨内侧后缘，左右各一穴。

特效穴位解析

属于足阳明胃经，是一个强壮身心的大穴，具有调节机体免疫力、增强抗病能力、调理脾胃、补中益气、通经活络、疏风化湿、扶正祛邪的作用，是治疗疲劳乏力的特效穴。

·疗程·

第一次刮痧治疗完毕，待痧消退后，可进行第二次治疗。通常连续刮痧治疗7次为一疗程。

·医师提示·

◎平时应注意劳逸结合，养成规律健康饮食习惯，保证每日充足的睡眠。

眼睛干涩、视疲劳

——滋补肝肾，养眼明目

随着现代电子产品的应用越来越广泛，人们在电子设备前用眼的时间越来越长，加上不正确的用眼方法，容易使眼睛干涩，产生视疲劳。

·症状自诊·

眼睛看近处时清晰，看远处模糊，视力减退，可伴有眼胀、头痛、视疲劳等症状，有的视野中甚至会出现黑点在飞动。

·原因·

除长时间用眼致使眼疲劳外，中医学认为这一症状与肝肾不足、气血虚弱、五脏之精气不能上达于目有关。

◈ 刮痧调补步骤 ◈

全程线路指导

眼周
∨
背部
∨
上肢
∨
下肢

1

以单角刮法刮拭眼周双侧，从攒竹至睛明、瞳子髎，约20次。

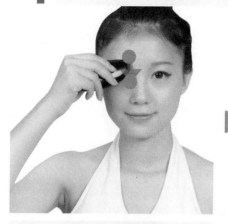

刮拭攒竹至睛明

攒竹：在面部，眉头陷中，左右各一穴。

瞳子髎：在面部，目外眦旁，当眶外侧缘处，左右各一穴。

睛明：在面部，内眼角上方约0.1寸凹陷处，左右各一穴。

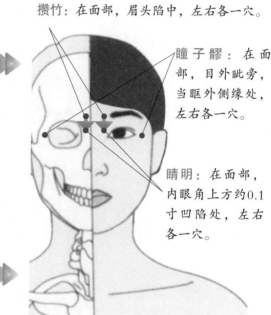

刮拭瞳子髎

2

以面刮法刮拭脊柱两侧，以单角刮法重点刮拭双侧肝俞、肾俞，约20次。

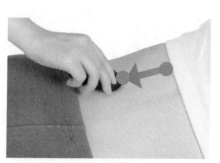

刮拭肝俞至肾俞

肝俞：在背部，第9胸椎棘突下，后正中线旁开1.5寸，左右各一穴。

肾俞：在腰部，第2腰椎棘突下，后正中线旁开1.5寸，左右各一穴。

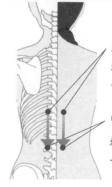

3

以单角刮法刮拭上肢双侧合谷，约20次。

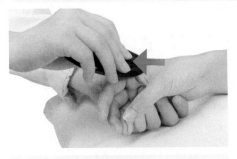

合谷：在手背，第1、第2掌骨间，当第2掌骨桡侧的中点处，左右各一穴。

刮拭合谷

4

以单角刮法刮拭腿部双侧光明，约20次。

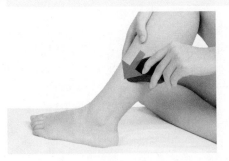
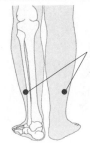

光明：在小腿外侧，外踝高点上5寸，腓骨前缘，左右各一穴。

刮拭光明

特效穴位解析　 光　明

　　出自《灵枢·经脉》，属于足少阳胆经。光明所在区域有胫前动脉分支和胫前静脉属支，布有腓浅神经。主治目痛、近视、夜盲等症，是治疗眼睛干涩、视疲劳的特效穴。

·疗程·

　　第一次刮痧治疗完毕，待痧消退后，可进行第二次治疗。通常连续刮痧治疗7次为一疗程。

·医师提示·

　　◎平时注意用眼健康，不要躺着看书或电子产品，不要在走路时或摇晃的车厢里看书或电子产品，光线不能太强或太暗。

　　◎工作或学习一段时间，向远处眺望片刻，如看远处的树木、空中的白云等。

反应迟钝、易健忘

——增强记忆力，开窍聪脑

人的最佳记忆力出现在 20 岁前后，然后脑的功能开始渐渐衰退，25 岁前后记忆力开始下降，年龄越大记忆力越低，因此 20 多岁和 30 多岁的人被健忘困扰也不是奇怪的事，40 岁以上的中老年人更容易健忘。

·症状自诊·

主要表现为记忆力差、遇事易忘、心不在焉、反应迟钝、注意力不集中等。

·原因·

中医认为，这一病症多因心脾亏损、年老精气不足，或瘀痰阻痹等所致，而肾气肾精亏虚是其基本病机。常见于神经衰弱、脑萎缩、头部内伤、中毒等以脑系为主的疾病。

◇ 刮痧调补步骤 ◇

全程线路指导

头部
∨
背部
∨
上肢
∨
下肢

1

以面刮法刮拭头部，从百会至四神聪，约20次。

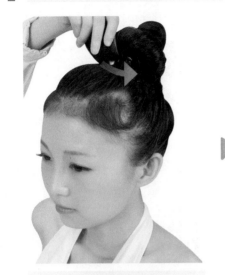

刮拭百会

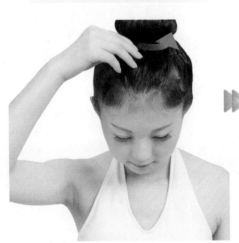

刮拭四神聪

四神聪：在头顶，百会前、后、左、右各1寸处，共4个穴位。

百会：在头顶，前发际正中直上5寸，头顶正中线与两耳尖连线交点上。

特效穴位解析

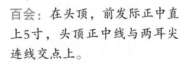

又名三阳五会，出自《针灸甲乙经》，属于督脉。意为百脉于此交会，百病所主，故此穴所治病症颇多，为临床常用穴之一。主治头痛、头重脚轻、目眩失眠、焦躁等，是治疗反应迟钝、易健忘的特效穴。

2 以面刮法刮拭背部，以单角刮法重点刮拭双侧心俞经脾俞至肾俞，约20次。

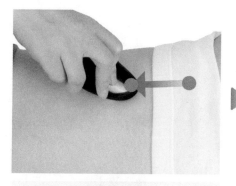

刮拭心俞至脾俞

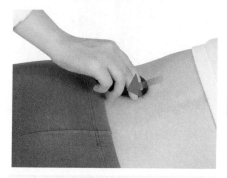

继续刮拭至肾俞

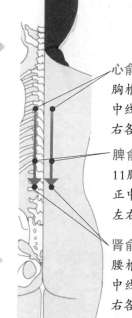

心俞：在背部，第5胸椎棘突下，后正中线旁开1.5寸，左右各一穴。

脾俞：在背部，第11胸椎棘突下，后正中线旁开1.5寸，左右各一穴。

肾俞：在腰部，第2腰椎棘突下，后正中线旁开1.5寸，左右各一穴。

3 以单角刮法刮拭上肢部双侧神门，约20次。

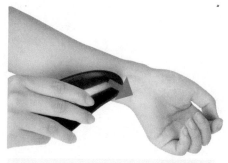

刮拭神门

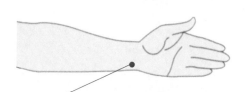

神门：在腕部，腕掌侧横纹尺侧端，尺侧腕屈肌腱的桡侧凹陷处，左右各一穴。

4 以单角刮法刮拭腿部外侧，从足三里至丰隆，足内侧太溪，再用同样手法刮拭另一侧，约20次。

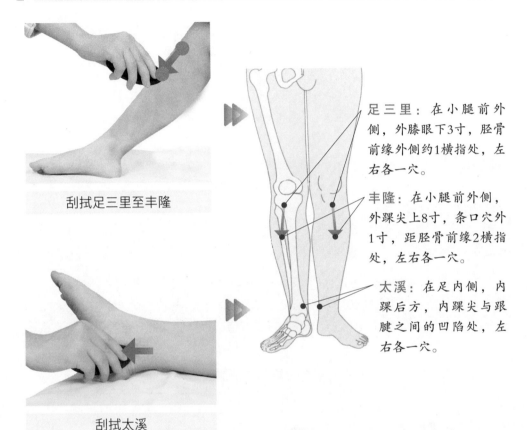

刮拭足三里至丰隆

刮拭太溪

足三里：在小腿前外侧，外膝眼下3寸，胫骨前缘外侧约1横指处，左右各一穴。

丰隆：在小腿前外侧，外踝尖上8寸，条口穴外1寸，距胫骨前缘2横指处，左右各一穴。

太溪：在足内侧，内踝后方，内踝尖与跟腱之间的凹陷处，左右各一穴。

·疗程·

第一次刮痧治疗完毕，待痧消退后，可进行第二次治疗。通常连续刮痧治疗7次为一疗程。

·医师提示·

◎多进行背诵，多读书、看报，可以锻炼记忆力。

◎保持心情愉悦，适当排解压力。

◎经常运动，保持身心健康。

心慌气短、易劳累

——调理气血，缓解疲劳

心慌气短中的"心慌"是指心中跳动不安的一种症状，中医又称之为"惊悸""怔忡"；"气短"是指在心脏跳动不安时，呼吸也变得急促起来，伴随这些不适症状，身体也容易疲劳。

·症状自诊·

主要表现心慌、气短，头晕、头痛，面色少华或萎黄，身体乏力，轻微劳动就感觉劳累等症状。

·原因·

这一病症的产生多与劳累过度、情志不遂、思虑过度等因素有关。常见于冠心病、高血压、风湿性心脏病、肺心病、心功能不全、各种心律失常、心脏神经官能症等多种功能性或器质性心脏病，以及贫血、甲状腺功能亢进等患者。

◇ 刮痧调补步骤 ◇

■ 全程线路指导

背部
↓
下肢

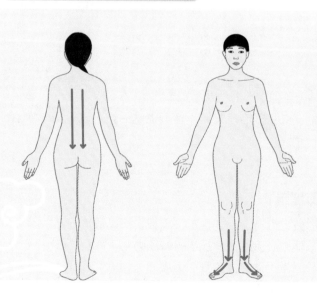

1

以面刮法刮拭背部，以单角刮法重点刮拭双侧心俞、肝俞、脾俞，约20次。

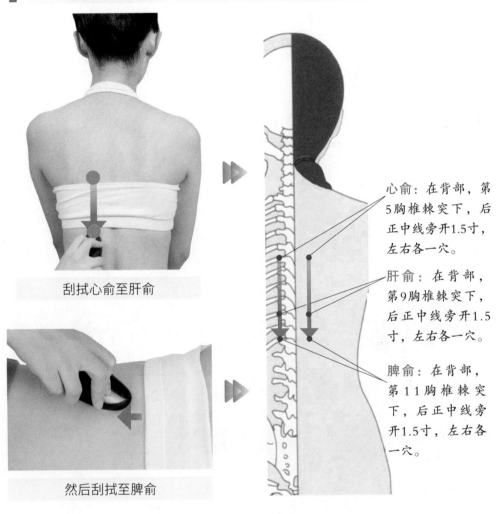

刮拭心俞至肝俞

然后刮拭至脾俞

心俞：在背部，第5胸椎棘突下，后正中线旁开1.5寸，左右各一穴。

肝俞：在背部，第9胸椎棘突下，后正中线旁开1.5寸，左右各一穴。

脾俞：在背部，第11胸椎棘突下，后正中线旁开1.5寸，左右各一穴。

特效穴位解析

出自《灵枢·背腧》，属于足太阳膀胱经。心俞所在区域布有第5、第6胸神经后支的内侧支和外侧支，肋间后动、静脉。主治惊悸、心烦、失眠以及风湿性心脏病、冠心病、心动过速或过缓、心律失常、心绞痛等，是治疗心慌气短、易劳累的特效穴。

2 以单角刮法刮拭腿部双侧足三里，约20次。

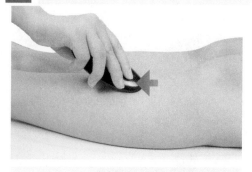

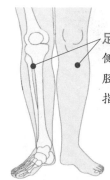

刮拭足三里

足三里：在小腿前外侧，外膝眼下3寸，胫骨前缘外侧约1横指处，左右各一穴。

3 以单角刮法刮拭足部双侧太冲，约20次。

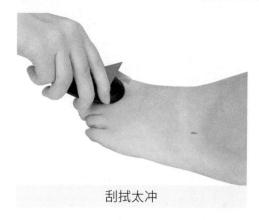

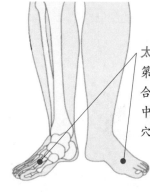

刮拭太冲

太冲：在足背，第1、第2跖骨结合部前方凹陷中，左右各一穴。

·疗程·

　　第一次刮痧治疗完毕，待痧消退后，可进行第二次治疗。通常连续刮痧治疗7次为一疗程。

·医师提示·

　　◎平时多锻炼身体。

　　◎调整作息时间。

　　◎维持充足睡眠。

　　◎保持良好的心态。

食欲不振、消化不好

——健脾和胃，增进食欲

本症状属于消化不良的范畴，是现代人常见的胃肠不适状态，可持续或反复发作，有的超过1个月，常见于临床上多种消化道疾病中。

·症状自诊·

表现为上腹痛、上腹胀、早饱、嗳气、食欲不振、恶心、呕吐等不适症状，有的甚至伴有失眠、焦虑、抑郁、头痛、注意力不集中等精神症状。

·原因·

主要原因是胃和十二指肠部位的慢性炎症，使食管、胃、十二指肠的正常蠕动功能失调。精神不愉快、长期闷闷不乐或突然受到猛烈的刺激等均可引起。

◇ 刮痧调补步骤 ◇

全程线路指导

背部
↓
下肢

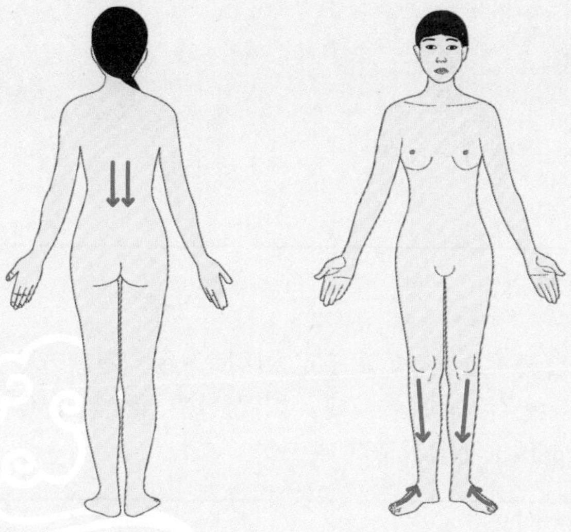

1 以面刮法刮拭背部，以单角刮法重点刮拭双侧肝俞经脾俞至胃俞，约20次。

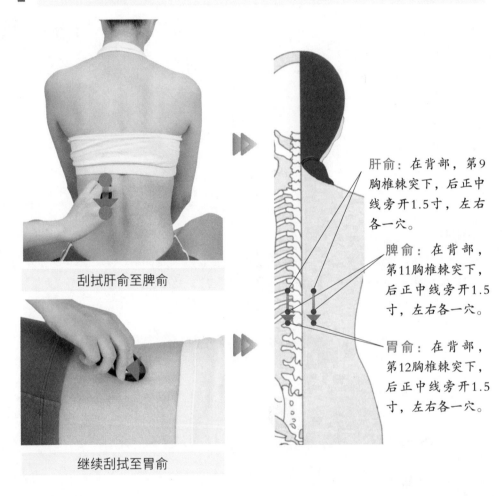

刮拭肝俞至脾俞

继续刮拭至胃俞

肝俞：在背部，第9胸椎棘突下，后正中线旁开1.5寸，左右各一穴。

脾俞：在背部，第11胸椎棘突下，后正中线旁开1.5寸，左右各一穴。

胃俞：在背部，第12胸椎棘突下，后正中线旁开1.5寸，左右各一穴。

特效穴位解析

出自于《灵枢》，属于足太阳膀胱经，是调节脏腑功能、振奋人体正气的要穴。主治消化系统疾病，如胃溃疡、胃炎、胃痉挛、呕吐、恶心等，是治疗食欲不振、消化不好的特效穴。

2 以单角刮法刮拭腿部双侧足三里，约20次。

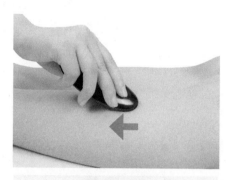

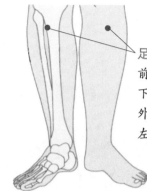

足三里：在小腿前外侧，外膝眼下3寸，胫骨前缘外侧约1横指处，左右各一穴。

刮拭足三里

3 以单角刮法刮拭足部双侧太冲，约20次。

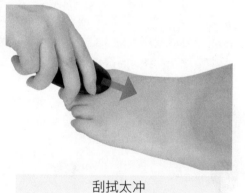

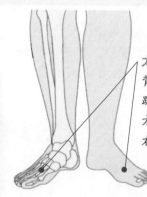

太冲：在足背，第1、第2跖骨结合部前方凹陷中，左右各一穴。

刮拭太冲

·疗程·

　　第一次刮痧治疗完毕，待痧消退后，可进行第二次治疗。通常连续刮痧治疗7次为一疗程。

·医师提示·

　　◎生活要有规律，尤其三餐要规律。

　　◎要注意对食物科学地加工烹调。

　　◎就餐时保持好心情。

　　◎要戒烟、忌酒。

焦虑烦躁、易生气

——平复情绪，泻火解忧

本症状是指一种缺乏明显客观原因的内心不安或无根据的焦虑、烦躁感，会导致情绪不爽、易生气，是人们遇到某些事情如挑战、困难或危险时出现的一种正常的情绪反应。

·症状自诊·

精神疲劳、注意力不易集中、头昏脑胀、记忆力减退、疲乏无力、心烦意乱、焦虑不安、烦躁易怒、失眠多梦、周身酸痛、忧郁消极、食欲不振、性欲减退等。

·原因·

焦虑通常情况下与精神打击以及即将来临的、可能造成的威胁或危险相联系。主要原因是学习、工作时压力过大导致精神紧张，或是生理、心理因素导致情绪波动，也会由社会因素，如楼房过密、居住空间拥挤、环境污染等导致。

◇ 刮痧调补步骤 ◇

全程线路指导

头部
∨
背部
∨
上肢
∨
下肢

1 以单角刮法刮拭头部，从神庭经上星至百会，约20次。

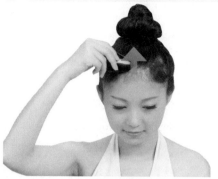

刮拭神庭

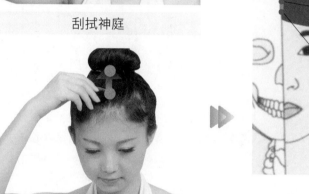

继续刮拭经上星至百会

百会：在头顶，前发际正中直上5寸，头顶正中线与两耳尖连线交点上。

上星：在头部，前发际正中直上1寸处。

神庭：在头部，前发际正中直上0.5寸。

2 以面刮法刮拭背部，以单角刮法重点刮拭双侧心俞至脾俞，约20次。

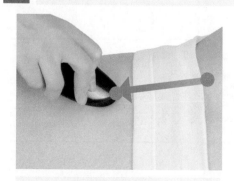

刮拭心俞至脾俞

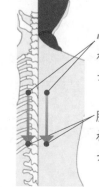

心俞：在背部，第5胸椎棘突下，后正中线旁开1.5寸，左右各一穴。

脾俞：在背部，第11胸椎棘突下，后正中线旁开1.5寸，左右各一穴。

3 以单角刮法刮拭上肢双侧内关至大陵、神门，约20次。

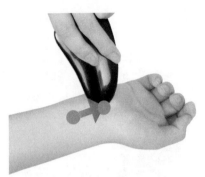

刮拭内关至大陵

 大陵：在腕部，腕掌横纹的中点处，当掌长肌腱与桡侧腕屈肌腱之间，左右各一穴。

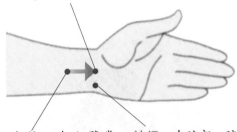

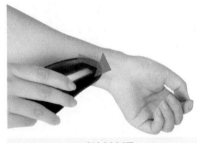

刮拭神门

内关：在小臂掌侧，腕掌横纹直上2寸，掌长肌腱与桡侧腕屈肌腱之间，左右各一穴。

神门：在腕部，腕掌横纹尺侧端，尺侧腕屈肌腱的桡侧凹陷处，左右各一穴。

特效穴位解析

 内 关

出自《灵枢·经脉》，属于手厥阴心包经，主治惊悸、癫狂、心绞痛、神经衰弱、精神分裂症等，是治疗焦虑烦躁、易生气的特效穴。

4　以单角刮法刮拭下肢双侧三阴交、丰隆，约20次。

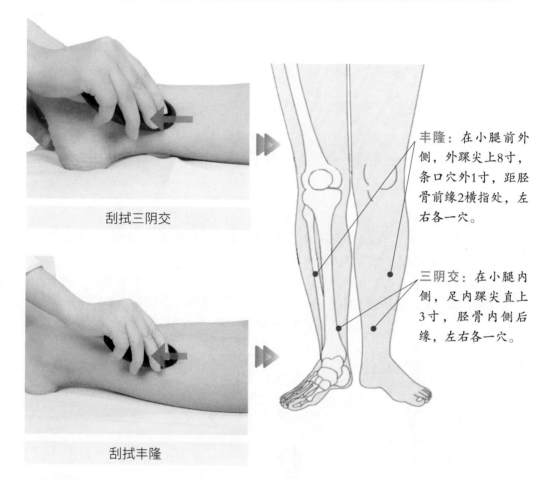

刮拭三阴交

刮拭丰隆

丰隆：在小腿前外侧，外踝尖上8寸，条口穴外1寸，距胫骨前缘2横指处，左右各一穴。

三阴交：在小腿内侧，足内踝尖直上3寸，胫骨内侧后缘，左右各一穴。

·疗程·

第一次刮痧治疗完毕，待痧消退后，可进行第二次治疗。通常连续刮痧治疗7次为一疗程。

·医师提示·

◎多参加户外运动，保持心情舒畅。

◎加强身体锻炼，促进身心和谐。

◎睡前避免剧烈运动。

◎合理饮食。

手足冰凉、体寒

——提升阳气，畅通气血

以中医看，手足冰凉、体寒的人大多为阳虚体质。长期处于阳虚体质，女性会影响到生育、月经等，男性则会引发性功能障碍。

·症状自诊·

表现为怕冷，手脚冰凉，容易感冒且感冒恢复期长，女性生理期经痛严重，腹部有垂坠感。面色黯淡，无血色，易疲劳，关节部位易酸痛，睡眠质量差，睡眠浅。

·原因·

◎中医认为，手脚冰凉是一种"闭证"。所谓"闭"即是不通，受到天气转凉或身体受凉等因素的影响，致使肝脉受寒，阳气不足。

◎西医认为多由于循环障碍。人体血管收缩、血液回流能力减弱，使得手脚特别是指、趾尖部分血液循环不畅，也就是人们常说的"末梢循环不良"。

◎也与月经和生育引起的激素变化有关。在有手脚发凉症状的人群中，女性占绝大多数。这是因为激素变化通过影响神经系统导致皮下血管收缩和血液流量减少，从而引发手脚冰凉的症状。

◇◇ 刮痧调补步骤 ◇◇

全程线路指导

背部
∨
下肢
∨
足部

1 以面刮法刮拭背部，以单角刮法重点刮拭双侧心俞、脾俞、肾俞，约20次。

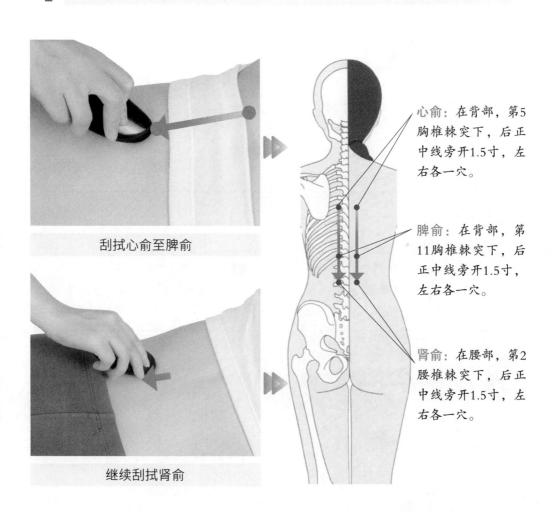

刮拭心俞至脾俞

继续刮拭肾俞

心俞：在背部，第5胸椎棘突下，后正中线旁开1.5寸，左右各一穴。

脾俞：在背部，第11胸椎棘突下，后正中线旁开1.5寸，左右各一穴。

肾俞：在腰部，第2腰椎棘突下，后正中线旁开1.5寸，左右各一穴。

2 以单角刮法刮拭腿部双侧足三里，约20次。

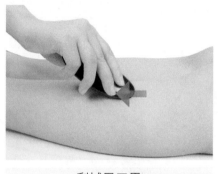

刮拭足三里

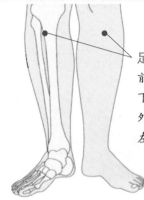

足三里：在小腿前外侧，外膝眼下3寸，胫骨前缘外侧约1横指处，左右各一穴。

特效穴位解析

又名三里、下陵，出自《灵枢·本输》，属于足阳明胃经，是一个强壮身心的大穴，具有调节机体免疫力、调理脾胃、补中益气、通经活络、疏风化湿、扶正祛邪的作用。刮拭足三里，对缓解因血液循环不畅导致的手足冰凉、体寒有特效。

3 以单角刮法刮拭足部双侧太冲，约20次。

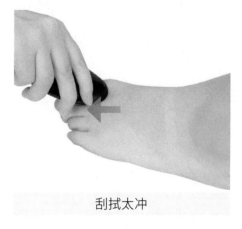

刮拭太冲

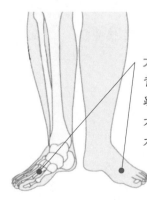

太冲：在足背，第1、第2跖骨结合部前方凹陷中，左右各一穴。

·疗程·

第一次刮痧治疗完毕，待痧消退后，可进行第二次治疗。通常连续刮痧治疗7次为一疗程。

·医师提示·

◎增加户外运动。

◎合理调整饮食。

◎适当排解压力。

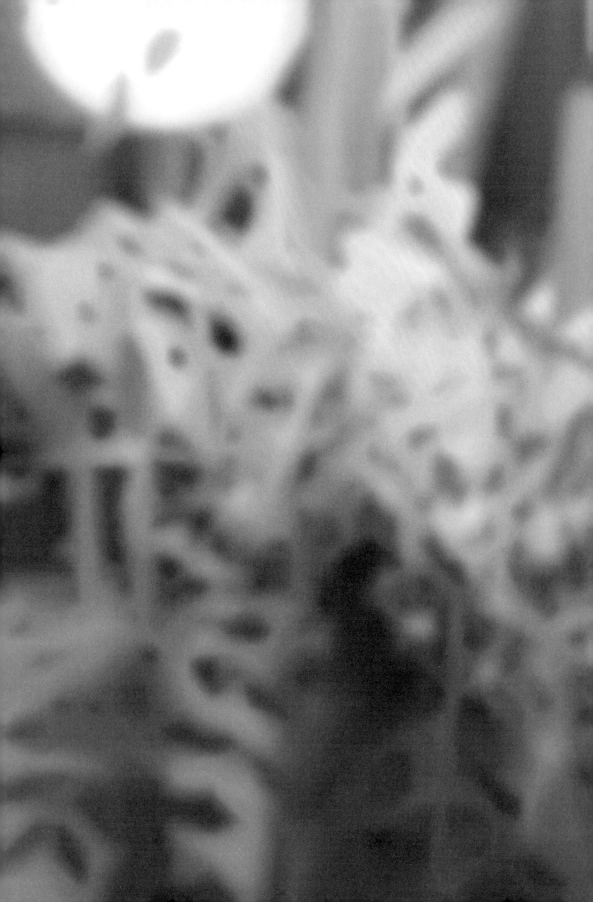

第三章

刮痧治疗常见病，
自诊、调补一刮搞定

感冒

——调补元阳，祛除风邪

感冒是指感受风邪而致肺卫功能失调的常见外感疾病，本病四季均可发生，以春冬较为多见。或感受时行疫毒，在一个时期内广泛流行，证候相似，称为时行感冒，即西医中的流行性感冒。

·症状自诊·

临床表现以鼻塞、流涕、喷嚏、咳嗽、头痛、恶寒、发热、全身不适等为主。具体如下。

◎鼻塞流涕，喷嚏，咽痒或咽痛，咳嗽。

◎恶寒发热，无汗或少汗，头痛，肢体酸楚。

◎四时皆有，以冬春季节为多见。

◎外周血白细胞总数正常或偏低，中性粒细胞相对增多。

·原因·

感冒的发生是感受风邪所致。秋冬多感风寒，春夏多感风热，长夏多夹暑湿。感冒风邪自口鼻而入肺，故呈现一系列的肺部不适症状。

预防方法

1. 加强锻炼，增强体质。
2. 平时注意勤洗手，室内要通风，避免长期熬夜。
3. 流行季节外出要戴口罩，避免去人口聚集的地方。
4. 饮食上要注意营养均衡，搭配合理，不偏食，多吃新鲜蔬菜水果。

◇ 刮痧调补步骤 ◇

全程线路指导

颈部
↓
背部
↓
上肢

1

以面刮法刮拭头颈部及颈椎两侧。

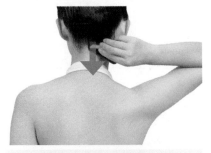

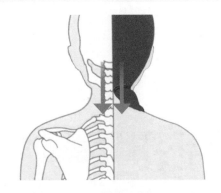

刮拭头颈部及颈椎两侧

2

以单角刮法刮拭颈部，从风府至大椎，再刮拭双侧风池至风门，约20次。

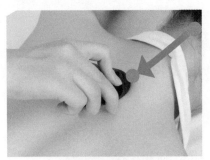

刮拭风府至大椎

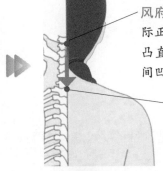

风府：在项部，当后发际正中直上1寸，枕外隆凸直下，两侧斜方肌之间凹陷中。

大椎：在后正中线上，第7颈椎棘突下凹陷中。

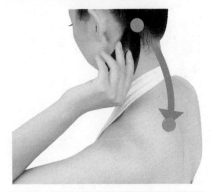

刮拭风池至风门

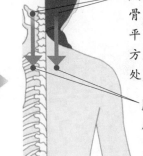

风池：在项部，当枕骨之下，与风府相平，胸锁乳突肌与斜方肌上端之间的凹陷处，左右各一穴。

风门：在背部，第2胸椎棘突下，后正中线旁开1.5寸，左右各一穴。

特效穴位解析

大 椎

又名百劳、上杼，出自《素问·气府论》，属于督脉。大椎名意指手、足三阳的阳热之气由此汇入本穴，并与督脉的阳气一起上行头颈。大椎具有益气壮阳的作用，主治热病、五劳虚损、七伤乏力、中暑等，是治疗感冒的特效穴。

3 以双角刮法刮拭背部胸椎两侧，约20次。

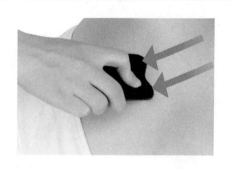
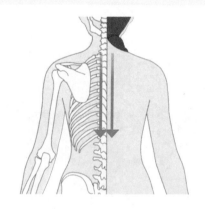

4 以单角刮法刮拭背部双侧，从肺俞至至阳，约20次。

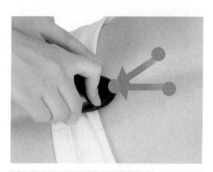

刮拭肺俞至至阳

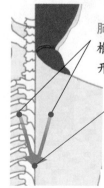

肺俞：在背部，第3胸椎棘突下，后正中线旁开1.5寸，左右各一穴。

至阳：在背部，后正中线上，第7胸椎棘突下凹陷中，约与肩胛骨下角相平。

5 以单角刮法刮拭上肢双侧，从尺泽至少商，约20次。

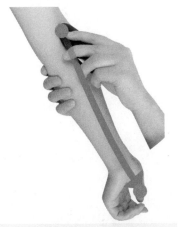

刮拭尺泽至少商

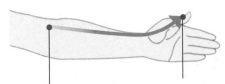

尺泽：在肘部横纹上，肱二头肌腱的桡侧缘凹陷中，左右各一穴。

少商：在手拇指，拇指桡侧，距指甲角0.1寸，左右各一穴。

·疗程·

第一次刮痧治疗完毕，待痧消退后，可进行第二次治疗。通常连续刮痧治疗7次为一疗程。

·医师提示·

◎患感冒后不宜洗澡，应多喝水、多休息，睡眠充足。

◎刮痧后，喝一点热粥或一大杯温开水，卧床休息，稍稍发汗，见效更快。

辨证分型

暑湿袭表型：常见于夏季，表现为头昏胀重，鼻塞流涕，恶寒发热，或热势不扬，无汗或少汗，胸闷泛恶，舌苔黄腻，脉濡数。

体虚感冒型：平时体虚，常反复感冒。气虚则倦怠乏力，气短懒言，舌淡苔白，脉浮无力；阳虚则自汗或无汗，四肢不温，舌淡苔白，脉沉无力；血虚则面色不华，头晕心悸，舌淡苔白，脉细无力；阴虚则干咳少痰，手足心热，咽干舌红，脉细数。

暑湿袭表型

1 以单角刮法刮拭腹部中脘，约20次。

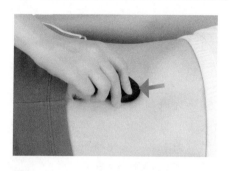

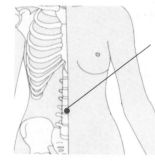

中脘：在上腹部，前正中线上，脐中上方4寸。

2 以单角刮法刮拭背部双侧，从脾俞至胃俞，约20次。

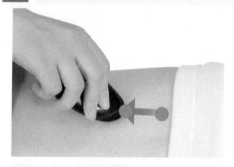

刮拭脾俞至胃俞

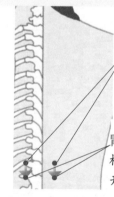

脾俞：在背部，第11胸椎棘突下，后正中线旁开1.5寸，左右各一穴。

胃俞：在背部，第12胸椎棘突下，后正中线旁开1.5寸，左右各一穴。

3 以单角刮法刮拭下肢双侧，从足三里至丰隆，约20次。

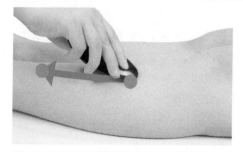

刮拭足三里至丰隆

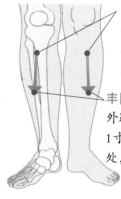

足三里：在小腿前外侧，外膝眼下3寸，胫骨前缘外侧约一横指处，左右各一穴。

丰隆：在小腿前外侧，外踝尖上8寸，条口穴外1寸，距胫骨前缘2横指处，左右各一穴。

体虚感冒型

1 以单角刮法刮拭腹部，从气海至关元，约20次。

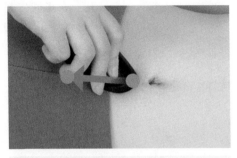

刮拭气海至关元

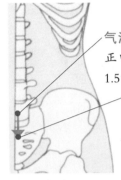

气海：在下腹部，前正中线上，脐中下方1.5寸。

关元：在下腹部，前正中线上，脐中下方3寸。

2 以单角刮法刮拭背部双侧，从膏肓俞经脾俞至肾俞，约20次。

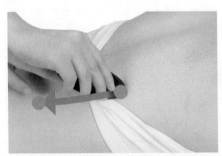

刮拭膏肓俞至脾俞

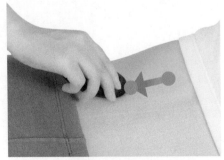

经脾俞至肾俞

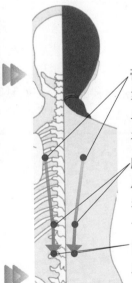

膏肓俞：在背部，当第4胸椎棘突下，后正中线旁开3寸，左右各一穴。

脾俞：在背部，第11胸椎棘突下，后正中线旁开1.5寸，左右各一穴。

肾俞：在腰部，第2腰椎棘突下，后正中线旁开1.5寸，左右各一穴。

3

以单角刮法刮拭下肢双侧，从足三里至三阴交，约20次。

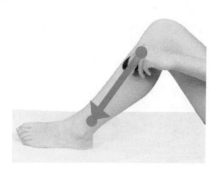

刮拭足三里至三阴交

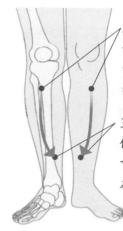

足三里：在小腿前外侧，外膝眼下3寸，胫骨前缘外侧约一横指处，左右各一穴。

三阴交：在小腿内侧，足内踝尖直上3寸，胫骨内侧后缘，左右各一穴。

·辅助食疗法·

核桃葱姜茶

原料：核桃仁25克，葱白25克，生姜25克，茶叶15克。

用法：将核桃仁、葱白、生姜共捣烂，与茶叶一同放入沙锅内，加入清水一碗半煎煮。去渣一次服下，盖棉被卧床，注意避风寒。

功用：解表散寒，发汗退热。

头痛

——补中益气，疏经通络

头痛通常是指局限于头颅上半部，包括眉弓、耳轮上缘和枕外隆突连线以上部位的疼痛，是临床上最为常见的临床症状之一。

·症状自诊·

1.感冒性的头痛往往会伴有畏寒、发热和鼻塞等症状。

2.感染引起的头痛往往会伴有发热的现象。

3.高血压的头痛多以胀痛为主，呈持续性，疼痛的部位不固定。

4.神经性头痛会出现阵发性的头部紧绷感，局部有压痛点，以闷痛和胀痛为特征。

5.偏头痛会有恶心、呕吐、畏光和畏声的情形。

·原因·

引起头痛的病因可归纳为外感和内伤两类。外感头痛有风寒头痛、风热头痛、暑湿头痛；内伤头痛有肝阳头痛、痰浊头痛、血虚头痛、肾亏头痛和瘀血头痛。临床上外感头痛以风寒头痛为多见，内伤头痛以肝阳头痛为多见。

预防方法

1. 患者应减少进食巧克力、乳酪、酒、咖啡、茶叶等易诱发疼痛的食物。

2. 忌辛辣刺激、生冷食物，偏头痛患者要多吃含镁的食物。

3. 应减少可能引发头痛的一切病因，包括避免头颈部的软组织损伤、感染、情绪波动等。

4. 精神紧张或过度失眠也容易诱发头痛发作，也应引起注意。

◇ 刮痧调补步骤 ◇

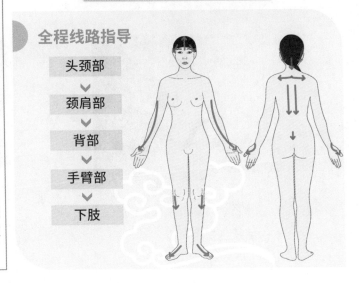

全程线路指导

头颈部
∨
颈肩部
∨
背部
∨
手臂部
∨
下肢

1

以面刮法刮拭头部，从印堂经百会至风府，约20次。

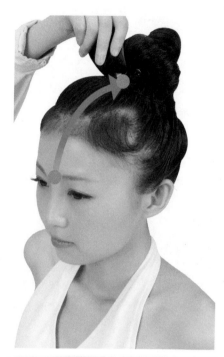

刮拭印堂至百会

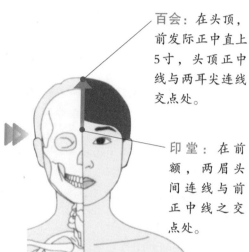

百会：在头顶，前发际正中直上5寸，头顶正中线与两耳尖连线交点处。

印堂：在前额，两眉头间连线与前正中线之交点处。

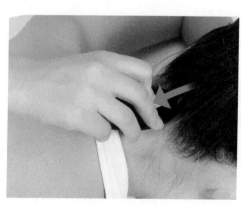

继续刮拭至风府

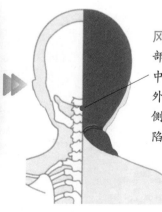

风府：在颈项部，当后发际正中直上1寸，枕外隆凸直下，两侧斜方肌之间凹陷中。

2 以面刮法刮拭头部双侧，从头维至风池，各约20次。

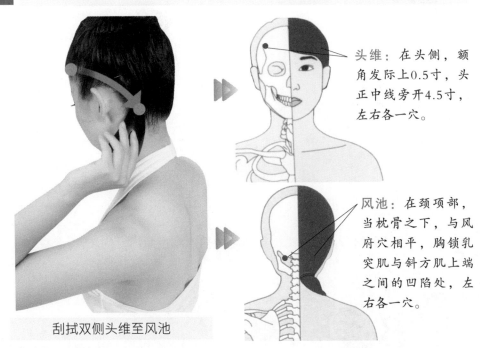

头维：在头侧，额角发际上0.5寸，头正中线旁开4.5寸，左右各一穴。

风池：在颈项部，当枕骨之下，与风府穴相平，胸锁乳突肌与斜方肌上端之间的凹陷处，左右各一穴。

刮拭双侧头维至风池

3 以单角刮法刮拭头部双侧太阳，各约20次。

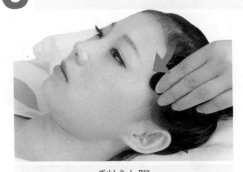

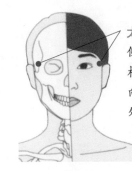

太阳：在前额两侧，双眼后方，眉梢与外眼角之间，向后约1横指的凹陷处，左右各一穴。

刮拭太阳

特效穴位解析

太　阳

又名前关、当阳，属于经外奇穴，是适用于诸多病症的有效穴位，主治头痛、目疾、齿痛、面痛等，是治疗头痛的特效穴。

4 用面刮法刮拭颈肩部，以单角刮法重点刮拭大椎至双侧肩井，各约20次。

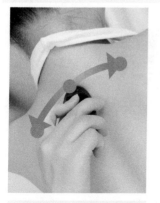

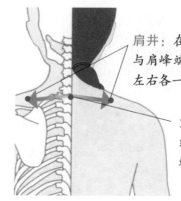

肩井：在肩上，大椎穴与肩峰端连线的中点，左右各一穴。

大椎：在后正中线上，第7颈椎棘突下凹陷中。

刮拭大椎至双侧肩井

5 以面刮法刮拭背部督脉，以单角刮法重点刮拭命门，约20次。

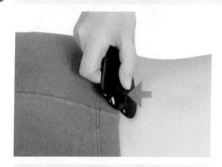

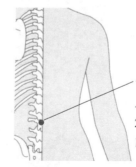

命门：在腰部，后正中线上，第2腰椎棘突下凹陷中。

刮拭命门

6 以双角刮法刮拭整个背部，以单角刮法重点刮拭双侧肺俞、肝俞、脾俞、肾俞，各约20次。

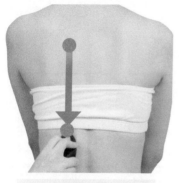

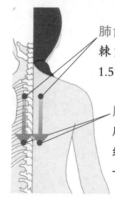

肺俞：在背部，第3胸椎棘突下，后正中线旁开1.5寸，左右各一穴。

肝俞：在背部，第9胸椎棘突下，后正中线旁开1.5寸，左右各一穴。

刮拭肺俞至肝俞

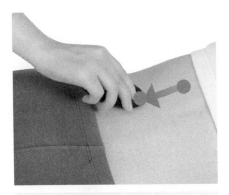

刮拭脾俞至肾俞

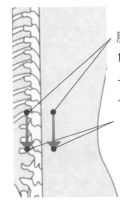

脾俞：在背部，第11胸椎棘突下，后正中线旁开1.5寸，左右各一穴。

肾俞：在腰部，第2腰椎棘突下，后正中线旁开1.5寸，左右各一穴。

7 以面刮法刮拭手臂部，以单角刮法重点刮拭双侧从曲池经列缺、至合谷，再刮拭内关，各约20次。

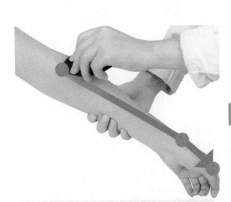

刮拭曲池经列缺至合谷

曲池：在肘部横纹外侧端，屈肘，当尺泽穴与肱骨外上髁连线中点，左右各一穴。

列缺：在小臂上，掌后腕横纹桡侧端，桡骨茎突上方，腕横纹上1.5寸，左右各一穴。

合谷：在手背，第1、第2掌骨间，当第2掌骨桡侧的中点处，左右各一穴。

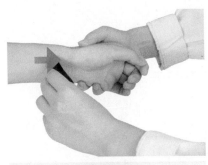

刮拭内关

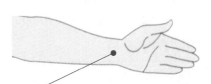

内关：在小臂掌侧，腕横纹直上2寸，掌长肌腱与桡侧腕屈肌腱之间，左右各一穴。

8 以单角刮法刮拭下肢，以单角刮法重点刮拭双侧阳陵泉、太冲，各约20次。

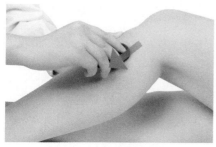

刮拭阳陵泉

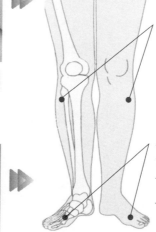

阳陵泉：在小腿外侧，屈膝，腓骨头前下方凹陷处，左右各一穴。

太冲：在足背，第1、第2跖骨结合部前方凹陷中，左右各一穴。

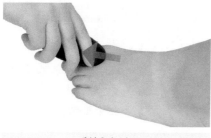

刮拭太冲

·疗程·

第一次刮痧治疗完毕，待痧消退后，可进行第二次治疗。通常连续刮痧治疗7次为一疗程。

·医师提示·

◎由颅脑实质性病变引起的头痛往往有反复或定时发作的特点，要及时就医，不可擅自处理。

◎头痛时避免情绪过度波动、紧张。

◎睡前勿进刺激性食物与饮料。

·辅助食疗法·

紫菜蛋花汤

原料： 干紫菜25克，鸡蛋2个，葱花、盐、油各适量。

用法： 将鸡蛋磕入碗内搅拌，锅内注油烧热，爆香葱花，添入适量水，放入紫菜搅散，稍煮片刻，淋入鸡蛋液，加盐调味即可。每日食用1~2次。

功用： 辅治偏头痛。

咽喉肿痛

——疏风清肺，清利咽喉

咽喉肿痛是指咽喉部红肿疼痛的症状，在多种外感及咽喉部的疾病中可出现此症，例如急慢性咽炎、扁桃体炎等。

·症状自诊·

咽喉肿痛是口咽和喉咽部病变的主要症状，以咽喉部红肿疼痛、吞咽不适为特征，又称"喉痹"。

·原因·

咽喉肿痛可由多种疾病引起，除最常见的急性咽炎、慢性咽炎、急性喉炎和慢性喉炎外，急性扁桃体炎、慢性扁桃体炎、扁桃体周围炎、扁桃体脓肿、咽后壁脓肿、咽旁脓肿、急性会厌炎、会厌囊肿、咽喉结核等疾病也会引起咽喉肿痛。

○─ 预防方法 ─○

1. 多喝水，最好喝温水，平时多饮淡盐水，也可喝果汁及柠檬茶。

2. 避免烟酒、辛辣、油腻、过冷、过烫、带有腥味的刺激食物。

3. 平时应避免大声持久地讲话，更忌喊叫。

4. 保持用鼻子呼吸；注意劳逸结合，防止受冷。

5. 经常接触粉尘或化学气体者应戴口罩、面罩等防护。

◇ 刮痧调补步骤 ◇

全程线路指导

头颈部
∨
背部
∨
手臂部
∨
下肢

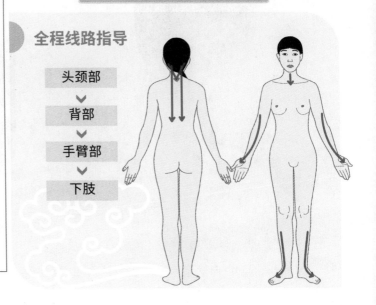

1 以面刮法刮拭颈椎、胸椎，约20次。

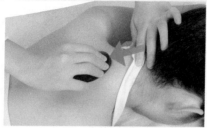

刮拭颈椎

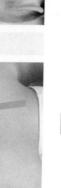

刮拭胸椎

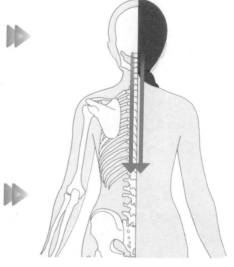

2 以单角刮法刮拭头部双侧风池至大椎，各约20次。

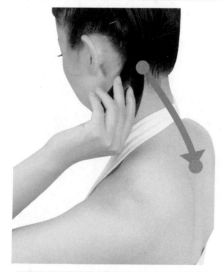

刮拭风池至大椎

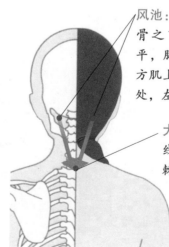

风池：在项部，当枕骨之下，与风府相平，胸锁乳突肌与斜方肌上端之间的凹陷处，左右各一穴。

大椎：在后正中线上，第7颈椎棘突下凹陷中。

3

以单角刮法刮拭背部双侧大杼至肺俞，各约20次。

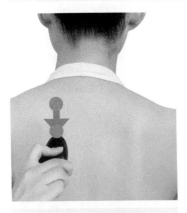

刮拭大杼至肺俞

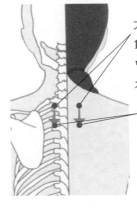

大杼：在背部，当第1胸椎棘突下，后正中线旁开1.5寸，左右各一穴。

肺俞：在背部，第3胸椎棘突下，后正中线旁开1.5寸，左右各一穴。

4

以面刮法刮拭颈部从廉泉至天突、双侧人迎，各约20次。

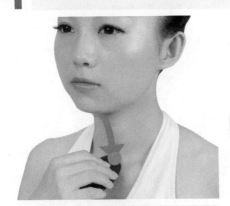

刮拭廉泉至天突

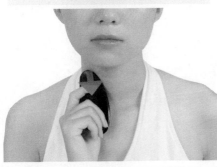

刮拭人迎

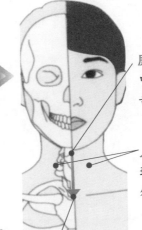

廉泉：在颈部，前正中线上，喉结上方，舌骨上缘凹陷处。

人迎：在颈部，前颈喉结外侧约3厘米处，左右各一穴。

天突：在颈部，前正中线上，胸骨上窝正中央。

5 以面刮法刮拭上臂部，以单角刮法重点刮拭双侧尺泽至列缺、曲池至合谷，各约20次。

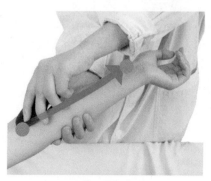

刮拭尺泽至列缺

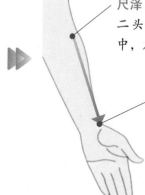

尺泽：在肘部横纹上，肱二头肌腱的桡侧缘凹陷中，左右各一穴。

列缺：在小臂上，掌后腕横纹桡侧端，桡骨茎突上方，腕横纹上1.5寸，左右各一穴。

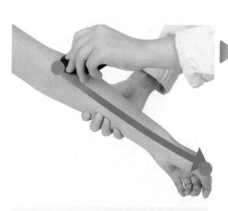

刮拭曲池至合谷

曲池：在肘部横纹外侧端，屈肘，当尺泽穴与肱骨外上髁连线中点，左右各一穴。

合谷：在手背，第1、第2掌骨间，当第2掌骨桡侧的中点处，左右各一穴。

特效穴位解析

又名鬼受、鬼堂，出自《灵枢·本输》，属于手太阴肺经。尺之中脉注此处，留动而下，与水义同，故名尺泽。主治喉咙疼痛、感冒、肘部疼痛、手臂疼痛、心悸等，是治疗咽喉肿痛的特效穴。

6 以单角刮法刮拭腿部双侧，从丰隆至冲阳，各约20次。

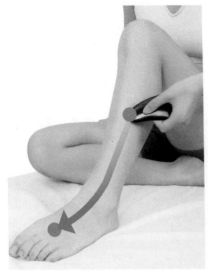

刮拭丰隆至冲阳

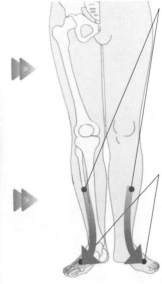

丰隆：在小腿前外侧，外踝尖上8寸，条口穴外1寸，距胫骨前缘2横指处，左右各一穴。

冲阳：在足背最高处，拇长伸肌腱和趾长伸肌腱之间，足背动脉搏动处，左右各一穴。

·疗程·

第一次刮痧治疗完毕，待痧消退后，可进行第二次治疗。通常连续刮痧治疗7次为一疗程。

·医师提示·

◎咽喉肿痛患者在治疗期间，应忌食辛辣食物，戒烟酒。
◎刮痧治疗咽喉肿痛的同时，可配合药物喷喉等方法治疗。

·辅助食疗法·

金银花汁含漱

原料：金银花2匙。

用法：将金银花放入锅中，加入适量水，煎煮10分钟，去渣取汁。待凉后含漱。每天早晚各一次。

功效：治疗因热证引起的咽喉肿痛。

咳嗽

——解表宣肺，化痰止咳

咳嗽是一种呼吸道常见的突发性症状，由气管、支气管黏膜或胸膜炎症，以及异物、物理或化学性刺激引起。咳嗽时先是声门关闭，呼吸肌收缩，肺内压升高，然后声门张开，肺内空气喷射而出，通常伴随着声音。咳嗽具有清除呼吸道异物和分泌物的保护性作用。

·症状自诊·

咳嗽不停，甚至伴有胸闷、咽痒、喘气等症状，有的伴随聚集液体——痰液咳出。

·原因·

中医认为肺气宣发肃降失常，肺气上逆，就会发生咳嗽。根据其发病原因，可分为外感咳嗽和内伤咳嗽两大类。外感咳嗽起病急、病程短，内伤咳嗽病程长、时轻时重。

○ 预防方法 ○

1. 平时要加强锻炼，多进行户外活动，提高机体抗病能力。
2. 气候转变时及时增减衣服，防止过冷或过热，经常开窗，保持空气流通。
3. 咳嗽时不要食用辣椒、蒜、咖喱、胡椒、浓茶、酒等辛辣刺激性的食品，也不宜吸烟，不宜食用生冷瓜果等，以免加重病情。

◇ 刮痧调补步骤 ◇

全程线路指导

背部
∨
胸部
∨
手臂部

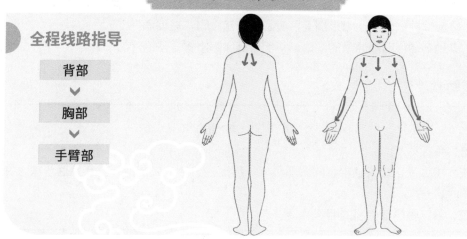

1 以面刮法刮拭背部大椎经一侧定喘至肺俞，再用同样手法刮至另一侧，各约20次。

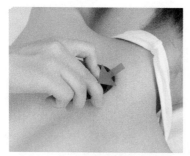

刮拭大椎

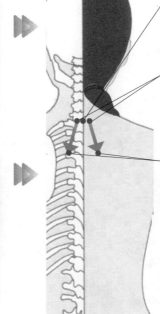

刮拭定喘至肺俞

大椎：在后正中线上，第7颈椎棘突下凹陷中。

定喘：在背部，第7颈椎棘突下，后正中线旁开0.5寸，左右各一穴。

肺俞：在背部，第3胸椎棘突下，后正中线旁开1.5寸，左右各一穴。

特效穴位解析

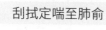 定 喘

又名喘息穴、治喘穴，属于经外奇穴，具有止咳平喘、通宣理肺、化痰止咳的作用，主治支气管炎、支气管哮喘、百日咳等，是治疗咳嗽的特效穴。

2 以单角刮法刮拭胸部，从天突至膻中，约20次。

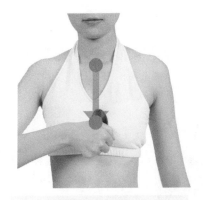

刮拭天突至膻中

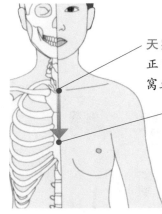

天突：在颈部，前正中线上，胸骨上窝正中央。

膻中：在胸部正中线上，平第4肋间，两乳头连线中点处。

3 以单角刮法刮拭胸部双侧中府，各约20次。

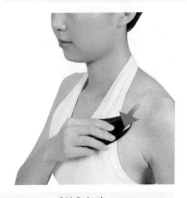

刮拭中府

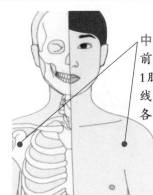

中府：在胸部，胸前壁外上方，平第1肋间隙，前正中线旁开6寸，左右各一穴。

4 以单角刮法刮拭上肢双侧，从尺泽至列缺，各约20次。

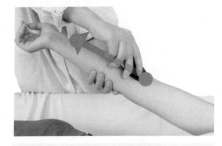

刮拭尺泽至列缺

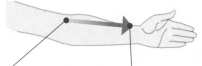

尺泽：在肘部横纹上，肱二头肌腱的桡侧缘凹陷中，左右各一穴。

列缺：在小臂上，掌后腕横纹桡侧端，桡骨茎突上方，腕横纹上1.5寸，左右各一穴。

·疗程·

第一次刮痧治疗完毕，待痧消退后，可进行第二次治疗。通常连续刮痧治疗7次为一疗程。

·医师提示·

◎急慢性咳嗽与气候、饮食等有关，应注意保暖，忌食辛辣厚味，保持心情舒畅。

◎刮痧疗法对本病发作期或初发期疗效显著，久病重症患者可配合其他方法治疗，如拔罐等。

·辅助食疗法·

红糖姜枣汤

原料： 红糖30克，鲜姜15克，大枣30克。

用法： 以三碗水煎上述原料煎至过半。顿服，服后出微汗即愈。

功效： 祛风散寒。治伤风咳嗽、胃寒刺痛、产后受寒腹泻、恶阻等。

辨证分型

外感咳嗽型：多由风、寒、燥、热等外邪侵入肺部所致，咳嗽声重、气急、咽痒、痰多稀薄、鼻塞、流清涕、舌苔薄白者，属风寒袭肺；风热犯肺，则咳嗽频剧、气粗或咳声嘶哑、咽喉肿痛、痰黏稠或黄、舌苔薄黄；燥邪犯肺，则干咳无痰、鼻燥、咽干、苔薄黄。

内伤咳嗽型：多由痰湿、肝火及肺虚所致，痰湿兼痰多白黏、胸闷、苔腻、脉滑；肝火犯肺可见气逆作咳、面红、胁痛、脉弦数；肺虚咳嗽如见少痰或痰黏不易咯出、消瘦、内热、颧红为阴虚，如见咳嗽无力、气短神倦、言语音低等为气虚。

外感咳嗽型

1 用单角刮法刮拭背部双侧风门、身柱，各约20次。

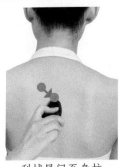

刮拭风门至身柱

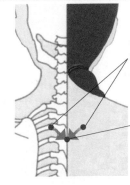

风门：在背部，第2胸椎棘突下，后正中线旁开1.5寸，左右各一穴。

身柱：在背部，后正中线上，第3胸椎棘突下陷中。

2 用单角刮法刮拭足部双侧太冲，各约20次。

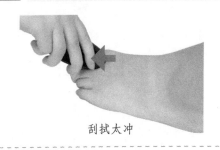

刮拭太冲

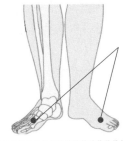

太冲：在足背，第1、第2跖骨结合部前方凹陷中，左右各一穴。

内伤咳嗽型

用面刮法刮拭背部双侧肾俞，各约20次。

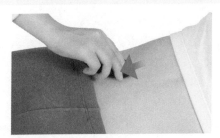

刮拭肾俞

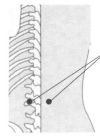

肾俞：在腰部，第2腰椎棘突下，后正中线旁开1.5寸，左右各一穴。

落枕

——舒筋散寒，通络止痛

落枕指睡眠后，颈部出现以酸痛、活动不利等为主要表现的疾病。

·症状自诊·

颈项强痛，活动受限，项背部或颈肩部压痛明显。

·原因·

落枕的发生常与睡眠姿势不正确，或枕头高低不适，或负重颈部过度扭转，或寒邪侵袭颈背部等因素有关。

预防方法

1.用枕适当。枕头要有弹性，枕芯以热压缩海绵枕芯为宜。喜欢仰卧的，枕头的高度为8厘米左右；喜欢侧卧的，高度为10厘米左右。仰卧位时，枕头的下缘最好垫在肩胛骨的上缘，不能使颈部脱空。

2.要注意避免不良的睡眠姿势，如俯卧把头颈歪向一侧；避免在极度疲劳时还没有卧正位置就熟睡过去，或者头颈位置不正、过度屈曲或伸展等。

3.避免受凉、吹风和淋浴，晚上睡觉时一定要盖好被子。

◇ 刮痧调补步骤 ◇

全程线路指导

颈肩部
∨
手部
∨
下肢

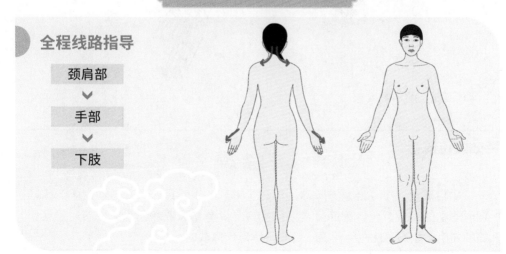

1 以面刮法刮拭颈肩部双侧，从风池至肩井，再以单角刮法刮拭阿是穴周围，约20次。

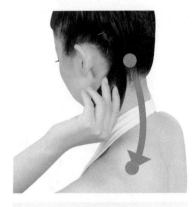

刮拭风池至肩井

阿是穴：压痛点或其他病理反应点。

风池：在颈项部，当枕骨之下，与风府相平，胸锁乳突肌与斜方肌上端之间的凹陷处，左右各一穴。

肩井：在肩上，大椎与肩峰端连线的中点，左右各一穴。

2 以单角刮法刮拭手部双侧外劳宫，各约20次。

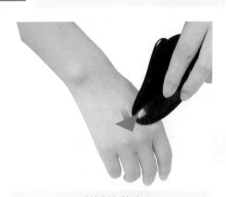

刮拭外劳宫

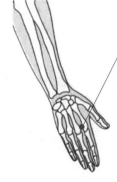

外劳宫：在手背，第2、第3掌骨间，指掌关节后约0.5寸，左右各一穴。

特效穴位解析

外 劳 宫

　　出自现代《小儿推拿方脉活婴秘旨全书》，属于经外奇穴。本穴是治疗睡觉时落枕的特效穴位，因而又名为落枕穴。具有祛风散寒、活血化瘀、通络止痛的作用，主治落枕、手臂痛、胃痛，是治疗落枕的特效穴。

3

以单角刮法刮拭腿部双侧悬钟，各约20次。

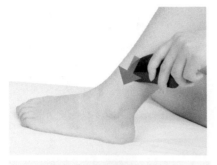

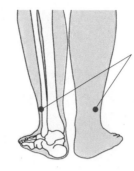

悬钟：在小腿外侧，当外踝尖上3寸，腓骨前缘，左右各一穴。

刮拭悬钟

·疗程·

第一次刮痧治疗完毕，待痧消退后，可进行第二次治疗。通常连续刮痧治疗7次为一疗程。

·医师提示·

刮痧治疗轻者1～2天治愈，重者6～7天即可治愈。

中老年人落枕且反复发作者，可能是颈椎病的反应，应进一步明确诊断。

·辅助食疗法·

牛蒡子粳米粥

原料：牛蒡子20克，粳米60克。

用法：将牛蒡子捣碎放入砂锅中，加入适量清水煎取汁液；将淘洗净的粳米放入牛蒡子汁液中熬煮成粥，分为早晚空腹食用。每日一次，病愈为止。

功效：适于落枕伴风热感冒、头颈强硬、活动不利者食用。

肩周炎
——祛风散寒，通经活络

肩周炎又称"漏肩风""冻结肩"，是以肩部疼痛和肩关节活动受限为主症的一种常见病。

·症状自诊·

本症以肩部疼痛和肩关节活动受限为主症，肩部常常伴随沉重、无力、酸麻等不适感。

·原因·

肩周炎的发病与肩周围软组织的退行性病变、劳损及感受风寒湿邪等因素有关。具体原因如下。

◎气血不足。

◎外感风寒湿邪，如身体反复着凉等。

◎外伤劳损，如长时间维持不当姿势或重复性抬肩动作，如每天写黑板字、在过高的桌面上敲打键盘等。

○ 预防方法 ○

1. 加强体育锻炼，营养补充充分。
2. 要注意防寒保暖，一旦着凉也要及时治疗，切忌拖延不治。
3. 睡觉时应采取最舒服的姿势，夏季不要让空调或者风扇直接对着肩膀吹。

◇ 刮痧调补步骤 ◇

全程线路指导

肩部
∨
手臂部
∨
下肢

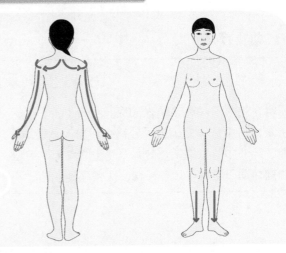

1 以面刮法刮拭颈肩部大椎，经肩井至肩髃，约20次，再用同样手法刮至另一侧。

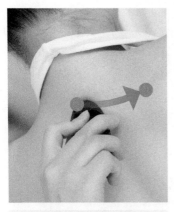

刮拭大椎至肩井

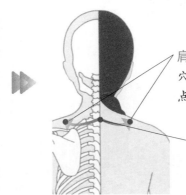

肩井：在肩上，大椎穴与肩峰端连线的中点，左右各一穴。

大椎：在后正中线上，第7颈椎棘突下凹陷中。

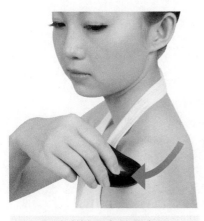

继续刮拭经肩井至肩髃

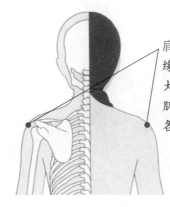

肩髃：在肩峰端下缘，当肩峰与肱骨大结节之间，三角肌上部中央，左右各一穴。

特效穴位解析

又名膊井、肩解，出自《针灸甲乙经》，属于足少阳胆经。布有锁骨上神经后支、副神经及颈横动、静脉。主治项强、肩背痛、手臂不举、中风偏瘫、滞产、产后血晕、乳痈、瘰疬、高血压及功能性子宫出血等。是治疗肩周炎的特效穴。

2 以面刮法沿肩胛骨向下向外刮拭，以单角刮法重点刮拭双侧天宗、肩贞，各约20次。

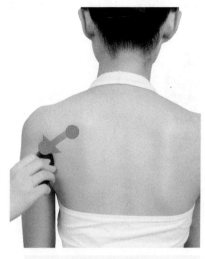

刮拭天宗至肩贞

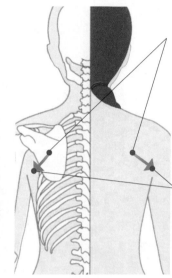

天宗：在肩胛部，冈下窝中央凹陷处，与第4胸椎相平，左右各一穴。

肩贞：在肩部，肩胛后下方，臂内收时，腋后纹头上1寸，左右各一穴。

3 以单角刮法重点刮拭双侧肩髎、外关，各约20次。

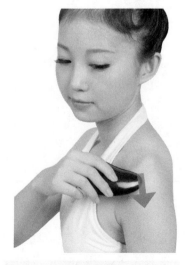

刮拭肩髎

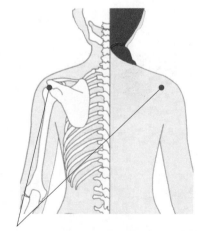

肩髎：在肩部，肩髃穴后方，臂外展时，在肩峰后下方呈现凹陷处，左右各一穴。

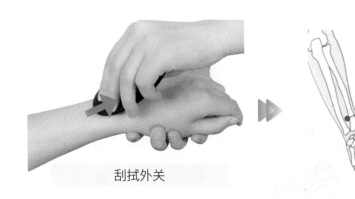

刮拭外关

外关：在小臂背侧，阳池与肘尖的连线上，腕背横纹上2寸，尺骨与桡骨之间，左右各一穴。

4 以面刮法刮拭手阳明大肠经，以单角刮法重点刮拭双侧臂臑、曲池、合谷，约20次。

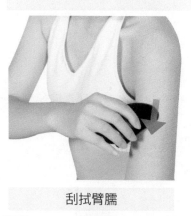

刮拭臂臑

臂臑：在大臂外侧，曲池穴与肩髃穴连线上，曲池穴上方7寸处，左右各一穴。

曲池：在肘部横纹外侧端，屈肘，当尺泽穴与肱骨外上髁连线中点，左右各一穴。

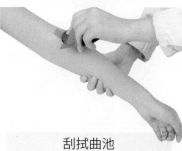

刮拭曲池

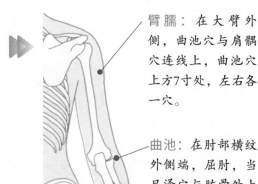

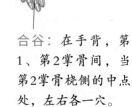

合谷：在手背，第1、第2掌骨间，当第2掌骨桡侧的中点处，左右各一穴。

刮拭合谷

5 以单角刮法刮拭腿部双侧条口，各约20次。

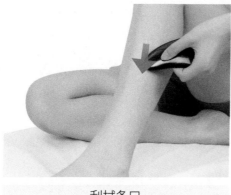

刮拭条口

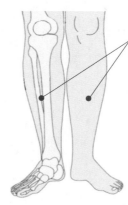

条口：在小腿前外侧，外膝眼下8寸，距胫骨前缘1横指（中指），左右各一穴。

·疗程·

第一次刮痧治疗完毕，待痧消退后，可进行第二次治疗。通常连续刮痧治疗7次为一疗程。

·医师提示·

◎平常注意肩部保暖，防止肩部受风寒。

◎避免肩部过度疲劳。

◎疼痛时应避免长时间抬肩，不太痛时，可积极进行肩部的锻炼，明显提高疗效，促进肩部恢复健康。

·辅助食疗法·

当归瘦肉汤

原料： 胡椒12克，当归20克，猪瘦肉60克。

用法： 将猪瘦肉洗净切块，与胡椒、当归一起放入锅中煮熟。饮汤，每日1次。

功效： 适用于肩周炎急性期，症见肩及臂疼痛，肩关节外展、外旋受限，肩前、后、外侧有压痛等。

腰痛

——补肾壮腰，活血止痛

腰痛是腰部一侧、两侧或正中部位疼痛，程度轻重不一，休息时较轻，劳累后痛甚，阴雨天和气候潮湿、寒冷时可加重。

·症状自诊·

以腰部一侧或两侧发生疼痛为主要症状，有的甚至放射到腿部，伴有外感或内伤症状。

·原因·

腰痛常由劳累、外伤、风湿、受寒等各种原因引起的，具体如下。
◎急性闪挫，导致局部气血瘀滞。
◎外感风寒湿邪，使局部经络闭塞。
◎久病劳损，肾虚导致腰部失养。

○ 预防方法 ○

1.保持良好的生活习惯，防止腰腿受凉，防止过度劳累。

2.站或坐姿势要正确。脊柱不正，会造成椎间盘受力不均匀，是造成椎间盘突出的隐伏根源。正确的姿势应该"站如松，坐如钟"，胸部挺起，腰部平直。

3.同一姿势不应保持太久，适当进行原地活动或腰背部活动，可以解除腰背肌肉疲劳。

◇ 刮痧调补步骤 ◇

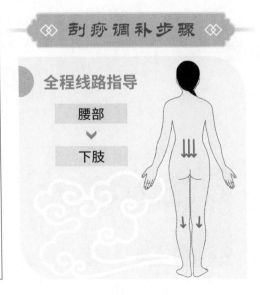

全程线路指导

腰部
∨
下肢

1 以面刮法刮拭背部命门、腰俞，约20次。

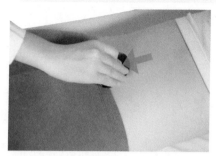

刮拭命门

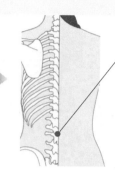

命门：在腰部，后正中线上，第2腰椎棘突下凹陷中。

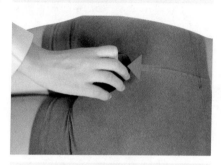

刮拭腰俞

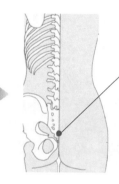

腰俞：在骶部，当后正中线上，适对骶管裂孔，臀沟分开处。

2 以单角刮法重点刮拭双侧肾俞、大肠俞、志室、腰眼、阿是穴，约20次。

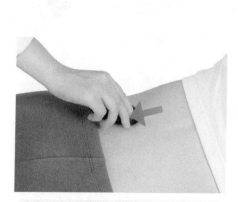

刮拭肾俞

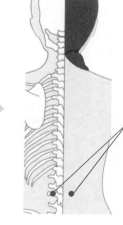

肾俞：在腰部，第2腰椎棘突下，后正中线旁开1.5寸，左右各一穴。

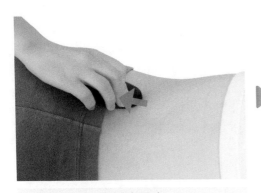

刮拭大肠俞

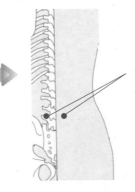

大肠俞：在腰部，第4腰椎棘突下，后正中线旁开1.5寸，左右各一穴。

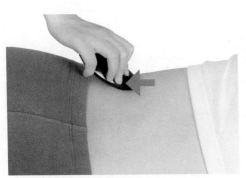

刮拭志室

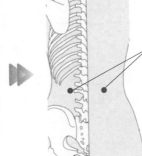

志室：在腰部，第2腰椎棘突下方，后正中线旁开3寸，左右各一穴。

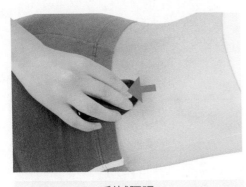

刮拭腰眼

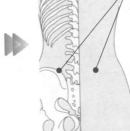

腰眼：在腰部，第4腰椎棘突下，后正中线旁开约3.5寸凹陷中，左右各一穴。

阿是穴：压痛点或其他病理反应点。

3 以面刮法刮拭腿部腘窝双侧委中，约20次。

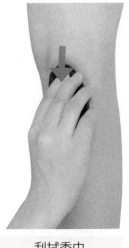

刮拭委中

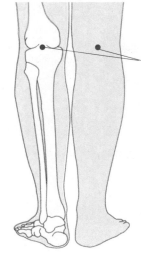

委中：在腿部，膝关节后侧腘窝横纹中点，当股二头肌腱与半腱肌肌腱的中间，左右各一穴。

特效穴位解析

又名郄中，出自《黄帝内经·灵枢》，属于足太阳膀胱经，具有舒筋通络、散瘀活血、清热解毒等作用。古有"腰背委中求"之语，是指凡腰背部病症都可取委中治疗，是治疗腰痛的特效穴。

·疗程·

第一次刮痧治疗完毕，待痧消退后，可进行第二次治疗。通常连续刮痧治疗7次为一疗程。

·医师提示·

应注意纠正不良姿势，加强腰背肌的锻炼。

·辅助食疗法·

补骨脂酒

原料： 补骨脂、黄酒各适量。

用法： 将补骨脂研为细末，用黄酒调匀即可。每次6克，每日1~2次。

功效： 温肾壮阳，适用于肾阳虚所致的腰痛者。

胃痛

——疏肝和胃，降气止痛

胃痛，又称胃脘痛，历代中医文献中，也有将胃脘痛称为"心痛""心下痛"等，是一种以上腹部经常发生疼痛为主症的消化道病症。

·症状自诊·

上腹胃脘部近心窝处发生疼痛，其疼痛有胀痛、刺痛、隐痛、剧痛等性质的不同，常伴食欲不振、恶心呕吐、嘈杂泛酸、嗳气吐腐等上胃肠道症状。

·原因·

中医认为本病多与脾胃虚寒、肝郁气滞和病邪犯胃有关。

脾胃虚寒：肾阳衰微，或劳倦过度，饥饱失常，均可损伤脾胃，使中气虚寒而痛。

肝郁气滞：忧郁、恼怒伤肝，肝气失于疏泄，横逆犯胃而致胃脘痛。肝气郁结，进而可以化火，火邪又可伤阴，均可使疼痛加重或使病程缠绵。

病邪犯胃：外感寒邪，邪犯于胃，或过食生冷，寒积于中，皆使胃寒而痛，尤其是脾胃虚寒者更易感受寒邪而痛发；又如饮食不节，过食肥甘，内生湿热，可以发生热痛或食积痛。此外，虫积也可导致胃脘疼痛。

○ 预防方法 ○

1.戒除不良饮食习惯，多食清淡，少食肥甘及各种刺激性食物，如含酒精及香料的食物。谨防食物中的过酸、过甜、过咸、过苦、过辛，不可使五味有所偏嗜。

2.注意营养平衡，平素的饮食应供给富含维生素的食物，以利于保护胃黏膜和提高其防御能力。

◇ 刮痧调补步骤 ◇

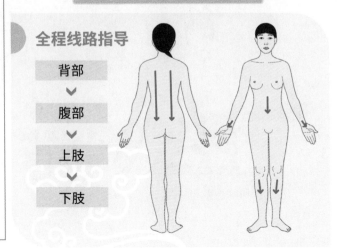

全程线路指导

背部
∨
腹部
∨
上肢
∨
下肢

1 以双角刮法刮拭胸椎两侧足太阳膀胱经，以单角刮法重点刮拭双侧肝俞、脾俞、胃俞，约20次。

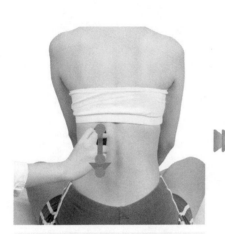

刮拭肝俞经脾俞至胃俞

肝俞：在背部，第9胸椎棘突下，后正中线旁开1.5寸，左右各一穴。

脾俞：在背部，第11胸椎棘突下，后正中线旁开1.5寸，左右各一穴。

胃俞：在背部，第12胸椎棘突下，后正中线旁开1.5寸，左右各一穴。

2 以面刮法刮拭腹部，以单角刮法重点刮拭上脘、中脘，约20次。

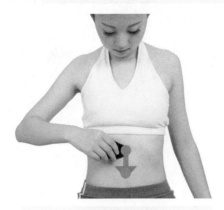

刮拭上脘至中脘

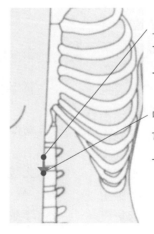

上脘：在上腹部，前正中线上，脐中上方5寸。

中脘：在上腹部，前正中线上，脐中上方4寸。

3 以单角刮法刮拭上肢双侧内关，约20次。

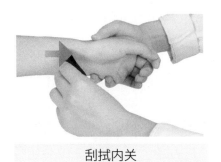

刮拭内关

内关：在小臂掌侧，腕横纹直上2寸，掌长肌腱与桡侧腕屈肌腱之间，左右各一穴。

4 以单角刮法刮拭腿部双侧足三里，约20次。

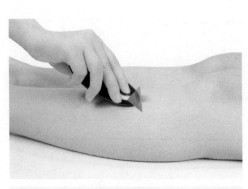

刮拭足三里

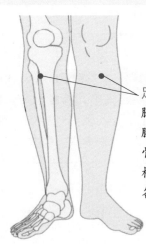

足三里：在小腿前外侧，外膝眼下3寸，胫骨前缘外侧约1横指处，左右各一穴。

特效穴位解析

　　属于足阳明胃经，是一个强壮身心的大穴，具有调节机体免疫力、增强抗病能力、调理脾胃、补中益气、通经活络、疏风化湿、扶正祛邪的作用。主治胃痛、呕吐、腹胀、肠鸣、消化不良等症，是治疗胃痛的特效穴。

·疗程·

　　第一次刮痧治疗完毕，待痧消退后，可进行第二次治疗。通常连续刮痧治疗7次为一疗程。

·医师提示·

◎胃痛患者应注意饮食定时，少量多餐，注意营养平衡，饮食宜软、暖。

◎保持精神乐观，戒烟、酒及辛辣等刺激性食物。

◎刮痧应按疗程持续进行，以巩固疗效。

·辅助食疗法·

银耳粥

原料： 糯米100克，水发银耳60克，冰糖适量。

用法： 将水发银耳洗净，撕成小朵；糯米淘净，放入锅内，添入适量水，大火烧开，再放入银耳，小火熬煮至黏稠，加冰糖搅匀即成。

功效： 滋阴生津、润肺养胃、益气和血，适用于脾胃虚弱导致的胃痛患者。

腹泻

——固肠止泻，调节脏腑

腹泻是一种常见症状，是指排便次数增加，每日3次以上，一年四季均可发病，夏秋两季为多。本症在《黄帝内经》中有"濡泄""洞泄""飧泄""注泄"等名称。汉唐时代称为"下利"，宋代以后统称"泄泻"。亦有根据病因或病机而称为"暑泄""大肠泄"等。

·症状自诊·

排便次数增多，粪便稀薄，甚至泻出如水样，常伴有肠鸣、腹痛等。

·原因·

中医学认为，腹泻多由饮食生冷不洁之物，或兼受寒湿暑热等邪，伤及肠胃，气机不和，导致胃肠的运化与传导功能失常，清浊不分而成。

预防方法

1. 预防感染性腹泻，我们在生活中一定要注意卫生，饮用水要煮沸，食物要生熟分离，不食用不新鲜的海鲜等。

2. 预防非感染性的腹泻，要注意避免焦虑的情绪，避免一些容易导致肠道产气的食物；平时注意规律生活，适量锻炼，提高身体素质。

3. 平时要注意腹部保暖，进食冷食要有节制。

刮痧调补步骤

全程线路指导

腹部
∨
上肢
∨
下肢

1 以面刮法刮拭腹部中脘至双侧天枢，约20次。

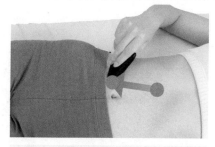

刮拭中脘至天枢

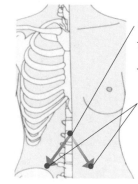

中脘：在上腹部，前正中线上，脐中上方4寸。

天枢：在腹部，脐中旁开2寸，左右各一穴。

特效穴位解析

属于足阳明胃经，人的气机上下沟通、升降沉浮，均过于天枢。天枢主治便秘、腹胀、腹泻、脐周围痛、腹水、消化不良、恶心等症，是治疗腹泻的特效穴。

2 以面法刮拭上肢双侧，从曲池至合谷，约20次。

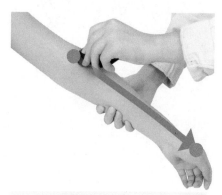

刮拭曲池至合谷

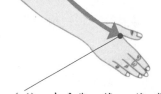

曲池：在肘部横纹外侧端，屈肘，当尺泽与肱骨外上髁连线中点，左右各一穴。

合谷：在手背，第1、第2掌骨间，当第2掌骨桡侧的中点处，左右各一穴。

3 以面刮法刮拭腿部双侧，从足三里至上巨虚，约20次。

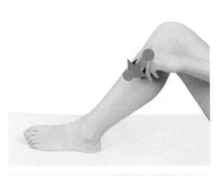

刮拭足三里至上巨虚

足三里：在小腿前外侧，外膝眼下3寸，胫骨前缘外侧约1横指处，左右各一穴。

上巨虚：在小腿前外侧，外膝眼下6寸，足三里下3寸，左右各一穴。

·疗程·

第一次刮痧治疗完毕，待痧消退后，可进行第二次治疗。通常连续刮痧治疗7次为一疗程。

·医师提示·

◎急性腹泻应适当控制饮食，大量饮用糖盐水，卧床休息。

◎平时应注意讲究饮食卫生，不吃腐败变质食物，生吃瓜果要洗净，养成饭前便后洗手的良好习惯。

◎注意保暖，尤其是腹部和足部应避免受寒着凉。

·辅助食疗法·

栗子粥

原料： 大米200克，鲜栗子150克，白糖适量。

用法： 栗子去壳洗净，栗子肉切丁，与淘洗净的大米一起放入锅中，加入适量水烧开，转小火煮至栗子酥烂、粥汤稠浓，加白糖调味，温热食用。

功效： 益脾胃、止泄泻，可辅治腹泻，以及口角炎、唇炎等维生素B_2缺乏症。

临床分类

急性腹泻：发病急骤，大便稀薄或夹黏液，每日数次或10余次，腹痛肠鸣，肢体酸痛，苔白腻或黄腻，脉濡或滑数。有的有暴饮暴食或不洁的饮食史。

慢性腹泻：大便时溏时泄，完谷不化，反复发作，稍食油腻则大便次数增多，食欲不振，舌淡苔白，脉缓弱。

急性腹泻

1 以面刮法刮拭肘窝部双侧尺泽，约20次。

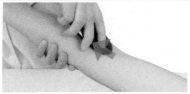

刮拭尺泽

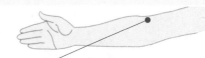

尺泽：在肘部横纹上，肱二头肌腱的桡侧缘凹陷中，左右各一穴。

2 以单角刮法重点刮拭双侧合谷，约20次。

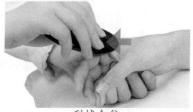

刮拭合谷

合谷：在手背，第1、第2掌骨间，当第2掌骨桡侧的中点处，左右各一穴。

3 以单角刮法刮拭双侧委中，约20次。

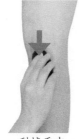

刮拭委中

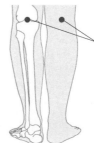

委中：在腿部，膝关节后侧腘窝横纹中点，当股二头肌肌腱与半腱肌肌腱的中间，左右各一穴。

慢性腹泻

以面刮法刮拭后背命门，约20次。

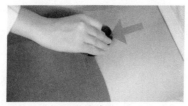

刮拭命门

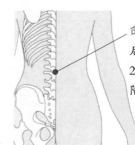

命门：在腰部，后正中线上，第2腰椎棘突下凹陷中。

便秘

——生津润燥，润肠通便

便秘是生活中的常见症状，以大便次数减少、粪便干燥为特征。

·症状自诊·

一般表现是大便干燥，大便秘结不通，排便时间延长，或虽有便意而排便困难，经常3～5日或7～8日才大便一次；有的大便次数正常，但粪质干燥，坚硬难排；也有少数人见时有便意，大便并不干燥，但排出艰难。

便秘日久，常可引发其他症状，如腹胀、腹痛、头晕、头胀、食欲减退、睡眠不安等。长期便秘还会引起痔疮、肛裂。

·原因·

中医认为本病常由胃肠燥热、气机郁滞或气血亏虚、阴寒凝滞所致。

胃肠燥热：素体阳盛，或饮酒过度，嗜食辛热厚味，以致胃肠积热；或热病之后，津液耗伤，导致肠道燥热，津液失于输布而不能下润，于是大便干结，难以排出。

气机郁滞：忧愁思虑，情志不舒而致肝气郁结，脾气不舒，胃失通降；肺气不足或壅滞，则肃降无力，肺与大肠相表里，致使大肠传导失司。这些都使气机郁滞，胃肠传导功能无力，糟粕内停，不得下行而成便秘。

气血亏虚：劳倦内伤，病后体虚或老年人气血不足，气虚则大肠传送无力，大便排出艰难；血虚则津枯，不能下润大肠，而致大便干燥，排便不畅，甚至秘结不通。

阴寒凝滞：阳虚体质或年老体衰，阳气不足，温煦无权，寒自内生，凝滞肠胃而致大便艰难。

○ 预防方法 ○

1. 要注意均衡饮食，多食用富含膳食纤维的食物以刺激结肠，增强肠蠕动。
2. 多饮水，使肠道保持足够的水分，有利粪便排出。
3. 多食易产气食物，适当增加高脂肪食物的摄入。
4. 调整生活方式，戒烟酒，避免滥用药物，有便意时需及时排便。
5. 适量运动，可配合步行、慢跑和腹部自我按摩等。

全程线路指导

腰部
∨
腹部
∨
上肢
∨
下肢

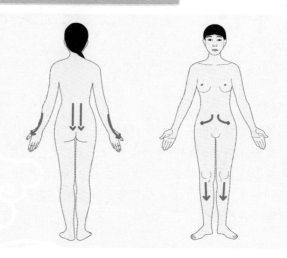

1 以双角刮法刮拭腰部脊柱两侧，以单角刮法重点刮拭双侧大肠俞、小肠俞、次髎，约20次。

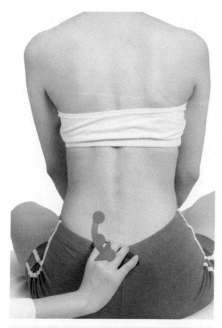

刮拭大肠俞经小肠俞至次髎

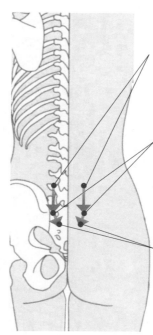

大肠俞：在腰部，第4腰椎棘突下，后正中线旁开1.5寸，左右各一穴。

小肠俞：在骶部，骶正中嵴旁1.5寸，平第1骶后孔，左右各一穴。

次髎：在骶部，髂后上棘内下方，适对第2骶后孔处，左右各一穴。

2 以面刮法刮拭腹部，从中脘至双侧天枢，约20次。

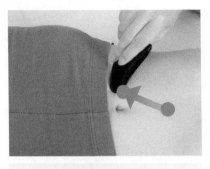

刮拭中脘至天枢

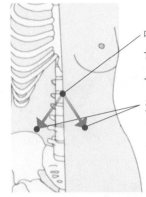

中脘：在上腹部，前正中线上，脐中上方4寸。

天枢：在腹部，脐中旁开2寸，左右各一穴。

3 以面刮法刮拭手臂部双侧支沟，约20次。

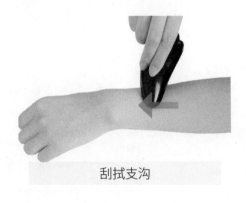

刮拭支沟

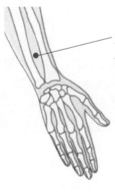

支沟：在小臂背侧，阳池与肘尖的连线上，腕背横纹上3寸，左右各一穴。

特效穴位解析

又名飞虎、飞处，出自《灵枢·本输》，属于手少阳三焦经，主治便秘、呕吐、泄泻、腰背酸痛等，是治疗便秘的特效穴。

4 以面刮法刮拭腿部双侧，从足三里至上巨虚，约20次。

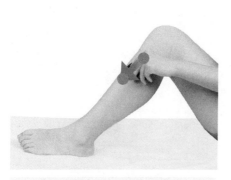

刮拭足三里至上巨虚

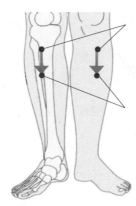

足三里：在小腿前外侧，外膝眼下3寸，胫骨前缘外侧约1横指处，左右各一穴。

上巨虚：在小腿前外侧，外膝眼下6寸，足三里穴下3寸，左右各一穴。

·疗程·

第一次刮痧治疗完毕，待痧消退后，可进行第二次治疗。通常连续刮痧治疗7次为一疗程。

·医师提示·

◎饮食适量，起居规律，养成定时排便的习惯。

◎平时多喝水，多吃水果、蔬菜等富含纤维素的食物，以增加肠道蠕动，促进排便。

◎治疗便秘除刮痧外，还可以配合腹部按摩、擦骶椎和药物等，以提高疗效。

·辅助食疗法·

菠菜炒猪血

原料： 菠菜300克，猪血100克，油、盐适量。

用法： 将菠菜洗净焯烫，捞出切段，猪血洗净切片，焯烫。锅内加油烧热，放入猪血翻炒几下，加入菠菜段，加盐调味，翻炒片刻装盘。

功效： 具有润肠通便的功效，可用于辅治大便不通。

耳鸣

——疏肝利胆，补肾聪耳

耳鸣有间歇性，也有持续性，是听觉功能的紊乱现象，也是听感受器对适宜的和不适宜的刺激所产生的反应。

·症状自诊·

经常性或间歇性的自觉耳内鸣响，难以忍受，鸣响或短暂间歇出现，或持续不息。

·原因·

中医学认为耳鸣往往因外感风邪、肝胆火旺、痰热郁结的实证及肾精不足的虚证所致。

○ 预防方法 ○

1. 远离日常生活中引起耳鸣的因素，例如噪声。
2. 耳垢过多过厚时，不要自己用棉签处理，应当让医生帮助清理。
3. 经常监测血压，防止血压过高或者过低。
4. 保证足够的睡眠。睡眠障碍或者睡眠时间不足，可能会诱发耳鸣。
5. 抑郁、焦虑的负面情绪会诱发耳鸣，所以要控制负面情绪。

◇ 刮痧调补步骤 ◇

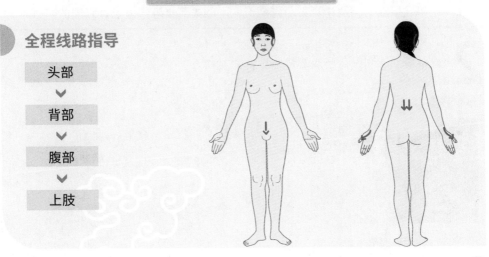

全程线路指导

头部
↓
背部
↓
腹部
↓
上肢

1 以单角刮法刮拭头部患侧听会至角孙、翳风至风池，各约20次。

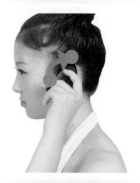

刮拭听会至角孙

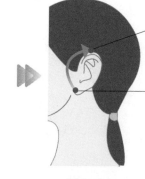

角孙：在面部，折耳郭向前，耳尖直上入发际处，左右各一穴。

听会：在面部，耳屏间切迹的前方，下颌骨髁突的后缘，张口有凹陷处，左右各一穴。

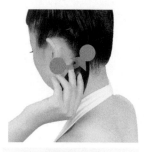

刮拭翳风至风池

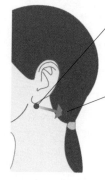

翳风：在耳垂后方，当乳突与下颌角之间的凹陷处，左右各一穴。

风池：在颈项部，当枕骨之下，与风府相平，胸锁乳突肌与斜方肌上端之间的凹陷处，左右各一穴。

特效穴位解析

又名听呵、听河、后关，出自《针灸甲乙经》，属于足少阳胆经。主治耳鸣、耳聋、齿痛、口眼㖞斜及中耳炎、腮腺炎、下颌关节炎等，是治疗耳鸣的特效穴。

2 以单角刮法刮拭背部双侧肾俞，各约20次。

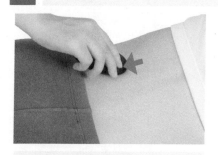

刮拭肾俞

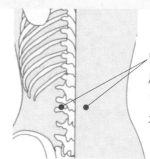

肾俞：在腰部，第2腰椎棘突下，后正中线旁开1.5寸，左右各一穴。

3 以面刮法刮拭腹部气海至关元，约20次。

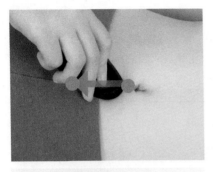

刮拭气海至关元

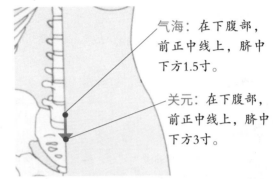

气海：在下腹部，前正中线上，脐中下方1.5寸。

关元：在下腹部，前正中线上，脐中下方3寸。

4 以单角刮法刮拭手臂部患侧外关至中渚，各约20次。

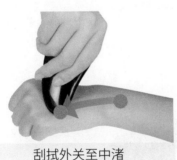

刮拭外关至中渚

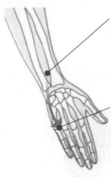

外关：在小臂背侧，阳池与肘尖的连线上，腕背横纹上2寸，尺骨与桡骨之间，左右各一穴。

中渚：在手背，无名指掌指关节的后方，第4、第5掌骨间的凹陷处，左右各一穴。

·疗程·

第一次刮痧治疗完毕，待痧消退后，可进行第二次治疗。通常连续刮痧治疗7次为一疗程。

·医师提示·

◎可结合耳部自我按摩。

莲子粥

原料： 莲子20克，糯米100克。

用法： 莲子洗净，去莲心，放入锅中煮烂，加入淘洗净的糯米，熬煮成粥，食用即可。

功效： 益精气，聪耳目，健脾胃，对于老年性耳鸣耳聋伴高血压尤为适宜。

辨证分型

虚证耳鸣型：耳聋，倦怠乏力，面色萎黄，发病缓慢，渐加重，唇舌淡红，苔薄或腻，脉虚弱。

实证耳鸣型：耳鸣，耳内闷胀感，耳聋，伴头晕、口干口苦、头痛及恶寒发热等风热表证，舌尖红、苔薄黄，脉浮数或弦数。

随症加减

虚证耳鸣型

1 以单角刮法刮拭头部患侧耳门至听宫，约20次。

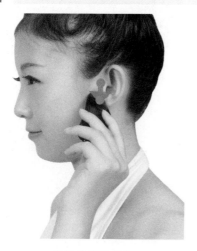

刮拭耳门至听宫

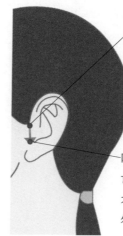

耳门：在面部，耳屏上切迹的前方，下颌骨髁突后缘，张口有凹陷处，左右各一穴。

听宫：在面部，耳屏前，下颌骨髁突的后方，张口时呈凹陷处，左右各一穴。

2 以单角刮法刮拭背部双侧肝俞至肾俞，各约20次。

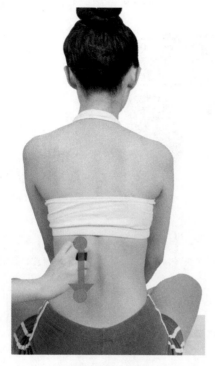

刮拭肝俞至肾俞

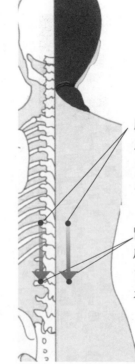

肝俞：在背部，第9胸椎棘突下，后正中线旁开1.5寸，左右各一穴。

肾俞：在腰部，第2腰椎棘突下，后正中线旁开1.5寸，左右各一穴。

3 以单角刮法刮拭下肢双侧三阴交至太溪，各约20次。

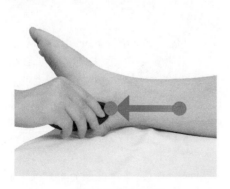

刮拭三阴交至太溪

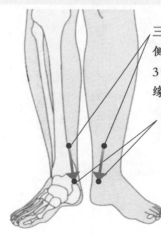

三阴交：在小腿内侧，足内踝尖直上3寸，胫骨内侧后缘，左右各一穴。

太溪：在足内侧，内踝后方，内踝尖与跟腱之间的凹陷处，左右各一穴。

实证耳鸣型

1 以单角刮法刮拭头部患侧耳门经听宫至听会，约20次。

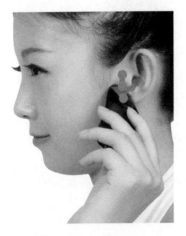

刮拭耳门经听宫至听会

耳门：在面部，耳屏上切迹的前方，下颌骨髁突后缘，张口有凹陷处，左右各一穴。

听宫：在面部，耳屏前，下颌骨髁突的后方，张口时呈凹陷处，左右各一穴。

听会：在面部，耳屏间切迹的前方，下颌骨髁突的后缘，张口有凹陷处，左右各一穴。

2 以单角刮法刮拭前臂部双侧曲池经外关至合谷，各约20次。

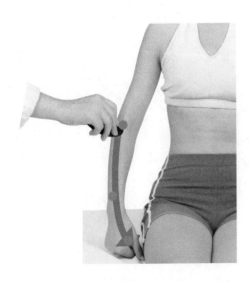

刮拭曲池经外关至合谷

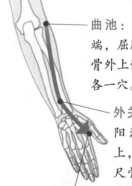

曲池：在肘部横纹外侧端，屈肘，当尺泽穴与肱骨外上髁连线中点，左右各一穴。

外关：在小臂背侧，阳池与肘尖的连线上，腕背横纹上2寸，尺骨与桡骨之间，左右各一穴。

合谷：在手背，第1、第2掌骨间，当第2掌骨桡侧的中点处，左右各一穴。

眩晕

——平肝潜阳，缓解症状

眩晕是一种主观的感觉异常，是人体对空间关系的定向或平衡感觉障碍，是一种自身或外景的运动错觉或幻觉。

·症状自诊·

自觉头昏眼花，视物旋转翻覆，感到头重脚轻，如坐舟船，伴有恶心、呕吐、出汗等症状。

·原因·

中医学认为眩晕是由于气血不足或肝阳上亢、痰浊上扰等原因造成。

预防方法

1. 做好对头部的保暖工作，在天气比较寒冷时出门，最好戴帽子。

2. 在日常生活中要避免熬夜，保持一个良好的作息习惯以及一个良好的心态。

3. 饮食要规律，以清淡为主，保持营养搭配，可以采用少食多餐的方式来减轻身体的负担。

4. 适当做一些运动来锻炼身体，通过运动来提高身体免疫力。

刮痧调补步骤

全程线路指导

头部
↓
面部
↓
背部
↓
下肢

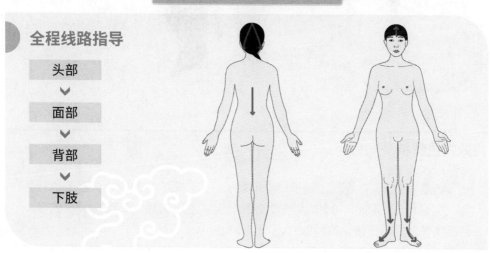

1 以单角刮法刮拭头颈部双侧从百会至风池，刮拭天柱，各约20次。

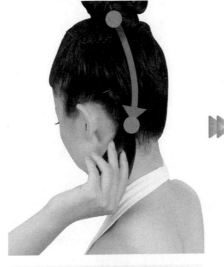

百会：在头顶，前发际正中直上5寸，头顶正中线与两耳尖连线交点上。

风池：在颈项部，当枕骨之下，与风府相平，胸锁乳突肌与斜方肌上端之间的凹陷处，左右各一穴。

刮拭百会至风池

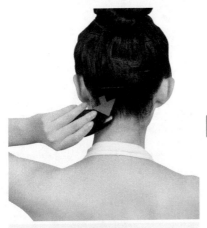

天柱：在颈项部，斜方肌外缘的后发际凹陷中，约后发际正中旁开1.3寸，左右各一穴。

刮拭天柱

特效穴位解析

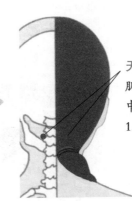 风 池

出自《灵枢·热病》，属于足少阳胆经。风，指穴内物质为天部的风气；池，屯居水液之器也，指穴内物质富含水湿。主治眩晕、头痛、颈项强痛、目赤痛等，是治疗眩晕的特效穴。

2 以单角刮法重点刮拭面部印堂，约20次。

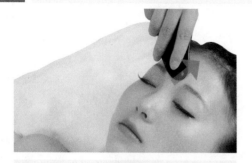

刮拭印堂

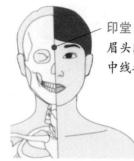

印堂：在前额，两眉头间连线与前正中线之交点处。

3 以面刮法刮拭背部双侧脾俞至胃俞，各约20次。

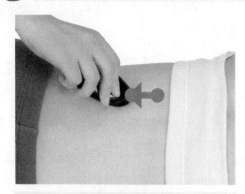

刮拭脾俞至胃俞

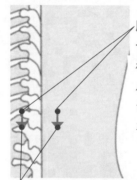

脾俞：在背部，第11胸椎棘突下，后正中线旁开1.5寸，左右各一穴。

胃俞：在背部，第12胸椎棘突下，后正中线旁开1.5寸，左右各一穴。

4 以单角刮法刮拭腿部双侧阴陵泉至三阴交，刮拭丰隆、太冲，各约20次。

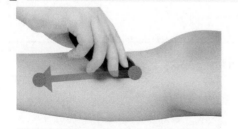

刮拭阴陵泉至三阴交

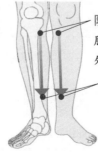

阴陵泉：在小腿内侧，胫骨内侧髁后下方凹陷处，左右各一穴。

三阴交：在小腿内侧，足内踝尖直上3寸，胫骨内侧后缘，左右各一穴。

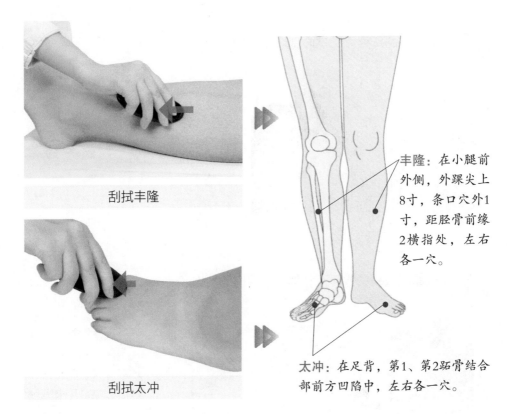

刮拭丰隆

刮拭太冲

丰隆：在小腿前外侧，外踝尖上8寸，条口穴外1寸，距胫骨前缘2横指处，左右各一穴。

太冲：在足背，第1、第2跖骨结合部前方凹陷中，左右各一穴。

·疗程·

第一次刮痧治疗完毕，待痧消退后，可进行第二次治疗。通常连续刮痧治疗7次为一疗程。

·医师提示·

◎消除能导致眩晕的各种因素，防止精神刺激。

◎注意劳逸结合，节制房事，戒烟酒，低盐饮食。

◎应与脑肿瘤等脑部病变引起的眩晕进行鉴别。

·辅助食疗法·

鲜桂圆鸡蛋粥

原料：鲜桂圆肉50克，鸡蛋1个，红枣30颗，粳米适量。

用法：鸡蛋煮熟去壳，和鲜桂圆肉、红枣、粳米一起煮成粥，食用即可。

功效：适用于气血不足的眩晕患者。

颈椎病

——通经活络，散风止痛

颈椎病又称颈椎综合征，是中老年人、久坐族的常见病、多发病。

·症状自诊·

常感到颈部难受、僵硬、酸胀、疼痛，有时伴有头痛、头晕、肩背酸痛；出现头部不能向某个方向转动；颈部后仰时，有窜电样的感觉放射至手臂上；甚至有手指麻木、视物模糊等症状。

·原因·

多由于颈椎退行性变引起颈椎管或椎间孔变形、狭窄，刺激或压迫颈神经根、椎动脉、脊髓或交感神经而致。另外，各种急、慢性外伤也会导致颈椎病。

○ 预防方法 ○

1. 注意颈部的保暖，工作一段时间后，可以对颈部按摩或者热敷，改善颈部的血液循环。

2. 工作或者学习时，保持端正的坐姿。

3. 不要长时间地低头看手机或者用电脑。

4. 进行适当的锻炼，如锻炼颈部肌肉，以增强颈椎稳定性。

◇ 刮痧调补步骤 ◇

全程线路指导

背部
∨
颈部
∨
肩部
∨
上肢

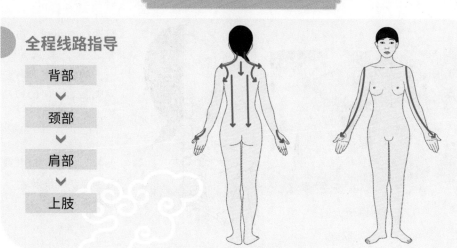

1 以面刮法刮拭背部双侧夹脊，各约20次。

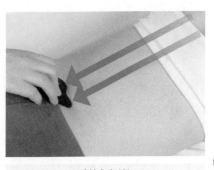

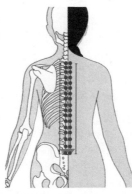

刮拭夹脊

夹脊：在背部，第1胸椎至第5腰椎棘突下两侧，后正中线旁开0.5寸，一侧17个穴位，左右共34个穴。

特效穴位解析

也叫华佗夹脊穴，属于经外奇穴，夹脊治疗范围包括运动系统、神经系统、泌尿系统、生殖系统、消化系统、呼吸系统和血液系统等在内的多系统疾病，特别在治疗脊柱及其周围组织的疾病方面具有明显优势。

2 以面刮法从一侧风池经大椎刮拭至肩井，再用同样手法刮拭另一侧，各约20次。

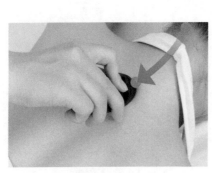

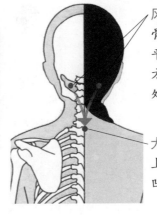

从风池刮拭至大椎

风池：在项部，当枕骨之下，与风府相平，胸锁乳突肌与斜方肌上端之间的凹陷处，左右各一穴。

大椎：在后正中线上，第7颈椎棘突下凹陷中。

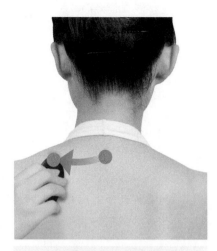

再刮拭至一侧肩井

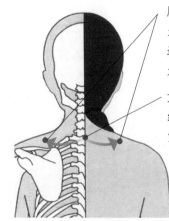

肩井：在肩上，大椎穴与肩峰端连线的中点，左右各一穴。

大椎：在后正中线上，第7颈椎棘突下陷中。

3 以面刮法刮拭肩部一侧从曲垣经秉风至天宗，再用同样的手法刮拭另一侧，各约20次。

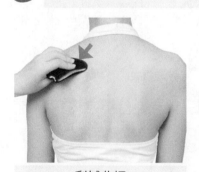

刮拭曲垣

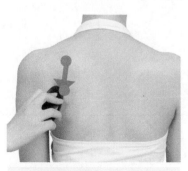

继续刮拭秉风至天宗

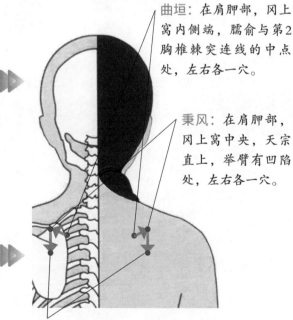

曲垣：在肩胛部，冈上窝内侧端，臑俞与第2胸椎棘突连线的中点处，左右各一穴。

秉风：在肩胛部，冈上窝中央，天宗直上，举臂有凹陷处，左右各一穴。

天宗：在肩胛部，冈下窝中央凹陷处，与第4胸椎相平，左右各一穴。

4

以面刮法刮拭肩部一侧从肩髃至曲池、外关至合谷，再用同样的手法刮拭另一侧，各约20次。

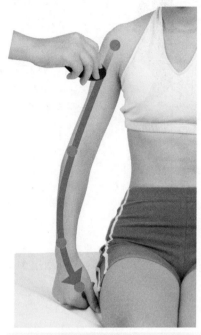

刮拭肩髃经曲池、外关至合谷

肩髃：在肩峰端下缘，当肩峰与肱骨大结节之间，三角肌上部中央，左右各一穴。

曲池：在肘部横纹外侧端，屈肘，当尺泽与肱骨外上髁连线中点，左右各一穴。

外关：在小臂背侧，阳池与肘尖的连线上，腕背横纹上2寸，尺骨与桡骨之间，左右各一穴。

合谷：在手背，第1、第2掌骨间，当第2掌骨桡侧的中点处，左右各一穴。

·疗程·

第一次刮痧治疗完毕，待痧消退后，可进行第二次治疗。通常连续刮痧治疗7次为一疗程。

·医师提示·

◎刮痧的同时配合推拿效果会更好。

◎避免长时间低头屈颈工作。

◎经常进行颈部及肩部功能锻炼。

◎颈部避免受风寒。

◎枕头高低应适中。

·辅助食疗法·

葱姜羊肉汤

原料： 羊肉100克，大葱、红醋各30克，生姜15克，大枣5枚。

用法： 将所有材料放入锅中，加入适量水，煮至剩1碗汤，饮用。每日一次。

功效： 益气、散寒、通络。辅治经络痹阻型颈椎病。

失眠

——益气定惊，宁心安神

失眠是指不能获得正常的睡眠，是一种常见的睡眠障碍形式。

·症状自诊·

轻者入睡困难，或睡而不实，或醒后不能入睡；重者可彻夜不眠。醒后感到疲劳或缺乏清醒感，白天困倦思睡等。常伴有头晕、头痛、心悸、健忘及心神不宁等症状。

·原因·

本症多见于现代医学的神经衰弱、神经官能症、高血压、更年期综合征及某些精神疾病。中医认为，失眠与以下原因有关：长期思虑劳损；素体虚弱或久病体虚或房劳过度，肾阴耗损；饮食不节；恼怒伤肝。

○ 预防方法 ○

1. 合理饮食，睡眠前不要吃得过多。
2. 不要过多食用辛辣刺激性食物以及酒、咖啡、茶、可可等兴奋食品。
3. 要学会调节情绪，失眠产生时，可以自由联想，使自己放松，尽快进入睡眠。
4. 定期运动，以达到身心健康、延长睡眠时间的效果。

◇ 刮痧调补步骤 ◇

全程线路指导

头部
∨
背部
∨
上肢
∨
下肢

101

1 以单角刮法刮拭头部四神聪周围，再从一侧风池刮至安眠，用同样手法刮拭另一侧，各约20次。

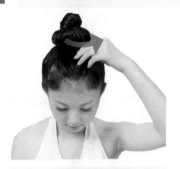

刮拭四神聪

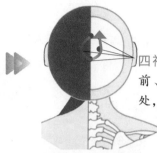

四神聪：在头顶，百会前、后、左、右各1寸处，共4个穴位。

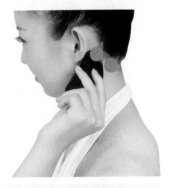

刮拭风池至安眠

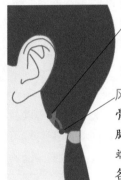

安眠：在头侧，翳风与风池连线的中点，左右各一穴。

风池：在颈项部，当枕骨之下，与风府相平，胸锁乳突肌与斜方肌上端之间的凹陷处，左右各一穴。

2 以面刮法刮拭背部双侧从心俞经肝俞、脾俞至肾俞，各约20次。

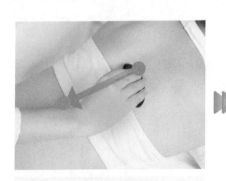

刮拭心俞至肝俞

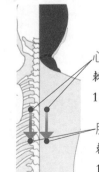

心俞：在背部，第5胸椎棘突下，后正中线旁开1.5寸，左右各一穴。

肝俞：在背部，第9胸椎棘突下，后正中线旁开1.5寸，左右各一穴。

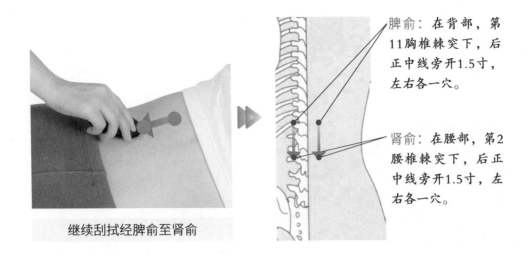

脾俞：在背部，第11胸椎棘突下，后正中线旁开1.5寸，左右各一穴。

肾俞：在腰部，第2腰椎棘突下，后正中线旁开1.5寸，左右各一穴。

继续刮拭经脾俞至肾俞

3 以单角刮法刮拭手腕部双侧神门，各约20次。

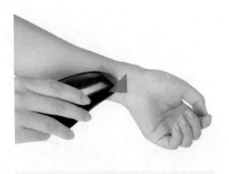

刮拭神门

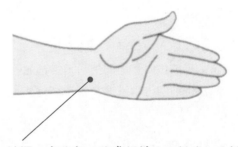

神门：在腕部，腕掌侧横纹尺侧端，尺侧腕屈肌腱的桡侧凹陷处，左右各一穴。

特效穴位解析

　　又名兑骨、中都、锐中，出自《针灸甲乙经》，属于手少阴心经，神，与鬼相对，气也。门，出入的门户也。神门具有安定心神、泻心火的作用，主治心痛心烦、惊悸怔忡、健忘失眠等，是治疗失眠的特效穴。

4 以单角刮法刮拭下肢部双侧三阴交，各约20次。

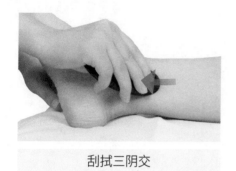

刮拭三阴交

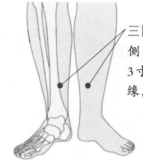

三阴交：在小腿内侧，足内踝尖直上3寸，胫骨内侧后缘，左右各一穴。

·疗程·

第一次刮痧治疗完毕，待痧消退后，可进行第二次治疗。通常连续刮痧治疗7次为一疗程。

·医师提示·

◎保持心情舒畅，消除紧张情绪。

◎养成按时起居的生活习惯，加强体育锻炼，增强体质。

◎睡前勿进刺激性食物与饮料。

·辅助食疗法·

莲子百合粥

原料： 糯米150克，莲子、鲜百合各50克，桂圆肉30克，冰糖、葱花各适量。

用法： 将糯米、莲子、桂圆肉洗净，放入锅中，添适量水烧沸，转小火煮20分钟，放入洗净的鲜百合片，再煮20分钟左右，加入冰糖、葱花调匀即可。

功效： 安神补脑、改善睡眠，主要用于治疗心神不宁、失眠健忘等症。

辨证分型

阴虚火旺：心烦失眠，头晕耳鸣，口干津少，五心烦热，舌质红，脉细数；或有梦遗、健忘、心悸、腰酸等症。

肝郁化火：失眠，性情急躁易怒，不思饮食，口渴喜饮，目赤口苦，小便黄赤，大便秘结，舌质红苔黄，脉弦而数。

随症加减

阴虚火旺

以单角刮法刮拭足部双侧太溪，各约20次。

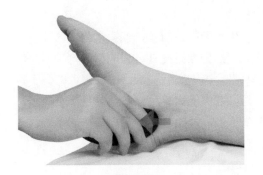

刮拭太溪

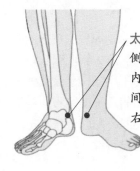

太溪：在足内侧，内踝后方，内踝尖与跟腱之间的凹陷处，左右各一穴。

肝郁化火

以单角刮法刮拭足背部双侧足窍阴，各约20次。

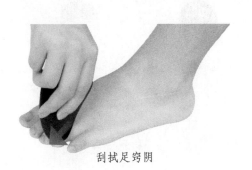

刮拭足窍阴

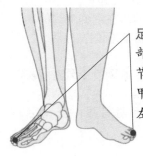

足窍阴：在足部，第4趾末节外侧，距趾甲角0.1寸，左右各一穴。

105

空调病

——强身健体，增强体质

长时间在空调环境下工作、学习的人，因空气不流通，环境得不到改善，会出现身体、皮肤不适的症状，这类现象在现代医学上称为"空调综合征"或"空调病"。

·症状自诊·

空调病的主要症状因各人的适应能力不同而有差异。一般表现为畏冷不适、疲乏无力、四肢肌肉关节酸痛、头痛、腰痛、鼻塞、头昏、打喷嚏、耳鸣、乏力、记忆力减退等，有的还有一些皮肤敏感的症状，如皮肤发紧发干、易过敏、皮肤变差等，严重的还可引起口眼㖞斜。

·原因·

空调给人们带来凉爽空气的同时，也产生大量的冷凝水，使室内的空气变得越来越干燥。由于夏天我们穿衣较少，皮肤大部分裸露在外，长期待在这种干燥的空气里，即使不出汗，也会散失大量的水分；再就是我们呼吸时，吸入的是干燥的空气，呼出的几乎是饱和的湿气，这样，散失的水分会更多。这种情况持续时间一长，我们的鼻黏膜、气管黏膜就会变干燥，严重时会发生损伤，病毒等就会乘虚而入，引发感冒、咳嗽等。

○ 预防方法 ○

1. 不要在空调房间待的时间过长，定时关闭空调打开窗户来换气。
2. 合理调整室内温度，以室内外温差不超过5~8℃为宜。
3. 长时间待在空调房间的人，每天要进行一定时间的室外活动，多喝水。
4. 不要让通风口冷风直接吹在身上，注意颈椎、膝关节的保暖。
5. 室内定期消毒，空调定期清洗。

◇ 刮痧调补步骤 ◇

全程线路指导　颈部　▶　鼻部

1 以单角刮法刮拭颈部从一侧风池至大椎，再用同样手法刮拭另一侧，各约20次。

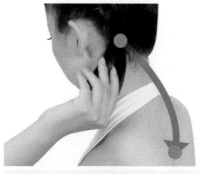

刮拭风池至大椎

风池：在项部，当枕骨之下，与风府相平，胸锁乳突肌与斜方肌上端之间的凹陷处，左右各一穴。

大椎：在后正中线上，第7颈椎棘突下凹陷中。

2 以单角刮法重点刮拭鼻部双侧迎香，各约20次。

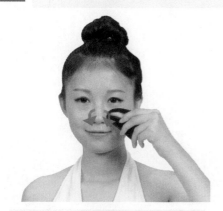

刮拭迎香

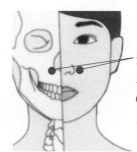

迎香：在面部，鼻翼外缘中点旁开约0.5寸，鼻唇沟中，左右各一穴。

·疗程·

第一次刮痧治疗后，再次刮痧时间需待上次痧疹消退（5~7天）后再进行。

·医师提示·

◎使用空调必须注意通风。

◎空调室温和室外自然温度差不宜过大。

◎避免通风口的冷风直接吹身体。

·辅助食疗法·

荷藿薏仁粥

原料： 鲜荷叶100克，干藿香30克，薏苡仁100克。

用法： 锅内添水适量，放入鲜荷叶、加入薏苡仁，煮成粥； 另取一锅将干藿香煮沸，小火熬煮20分钟，滤渣，留药液，加入已煮成的粥中，早晚各1次食用即可。

功效： 对于空调病类似于感冒风寒的症状，有较好的防治作用。

围绝经期综合征

——滋养肝肾，补益心脾

围绝经期综合征是指女性在 45～55 岁出现的身体不适症状，又称女性更年期综合征，属内分泌神经功能失调导致的功能性疾病。

·症状自诊·

常见症状有月经紊乱、头晕耳鸣、心悸失眠、烦躁易怒、潮热汗出或水肿便溏、倦怠乏力等。

·原因·

更年期综合征出现的根本原因是生理性或病理性或手术引起的卵巢功能衰退。中医认为，本病以肾虚为本，肝脾功能失调为标。

预防方法

1.培养乐观情绪，保持心情舒畅，消除思想顾虑。
2.注意劳逸结合，保证充足睡眠。
3.多吃些富含雌激素的食物，如大豆、坚果等。

◇ 刮痧调补步骤 ◇

全程线路指导

背部
▼
腹部
▼
下肢

1 以面刮法刮拭背部大椎经至阳至命门，约20次。

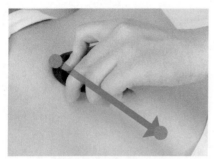

刮拭大椎至至阳

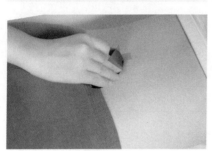

继续刮拭至命门

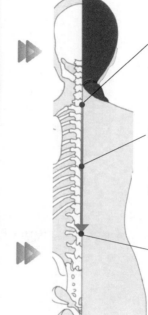

大椎：在后正中线上，第7颈椎棘突下凹陷中。

至阳：在背部，后正中线上，第7胸椎棘突下凹陷中，约与肩胛骨下角相平。

命门：在腰部，后正中线上，第2腰椎棘突下凹陷中。

2 以双角刮法刮拭脊柱两侧，再以单角刮法重点刮拭双侧心俞至肝俞、脾俞至肾俞，各约20次。

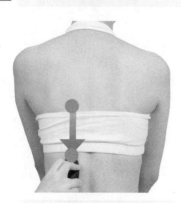

刮拭心俞至肝俞

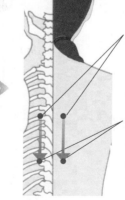

心俞：在背部，第5胸椎棘突下，旁开1.5寸，左右各一穴。

肝俞：在背部，第9胸椎棘突下，后正中线旁开1.5寸，左右各一穴。

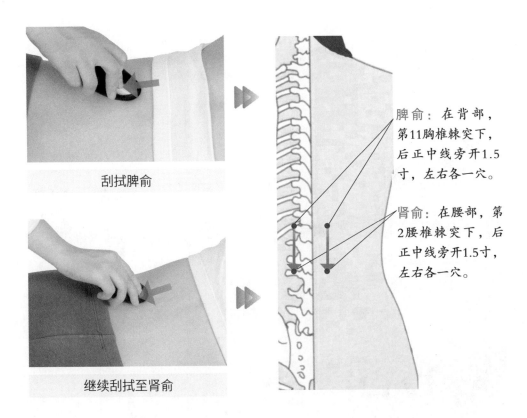

刮拭脾俞

继续刮拭至肾俞

脾俞：在背部，第11胸椎棘突下，后正中线旁开1.5寸，左右各一穴。

肾俞：在腰部，第2腰椎棘突下，后正中线旁开1.5寸，左右各一穴。

3 以面刮法刮拭腹部从气海至关元，约20次。

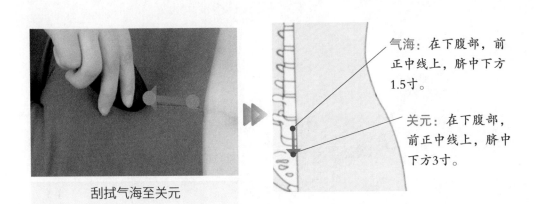

刮拭气海至关元

气海：在下腹部，前正中线上，脐中下方1.5寸。

关元：在下腹部，前正中线上，脐中下方3寸。

4 以面刮法刮拭下肢双侧从阴陵泉至三阴交、太溪至太冲，约20次。

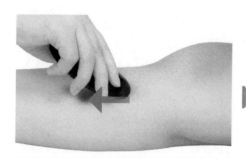

刮拭阴陵泉

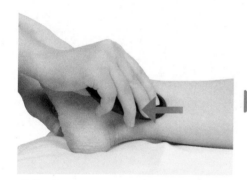

继续刮拭至三阴交

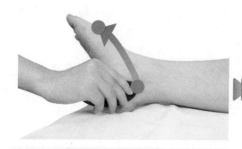

刮拭太溪至太冲

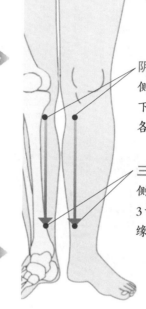

阴陵泉：在小腿内侧，胫骨内侧髁后下方凹陷处，左右各一穴。

三阴交：在小腿内侧，足内踝尖直上3寸，胫骨内侧后缘，左右各一穴。

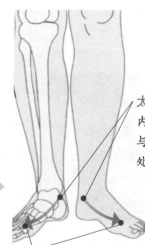

太溪：在足内侧，内踝后方，内踝尖与跟腱之间的凹陷处，左右各一穴。

太冲：在足背，第1、第2跖骨结合部前方凹陷中，左右各一穴。

特效穴位解析

出自《灵枢·本输》，属于足厥阴肝经，意指肝经的水湿风气在此向上冲行，主治头痛、眩晕、月经不调、呕逆、咽痛咽干、目赤肿痛等症，是治疗更年期综合征的特效穴。

·疗程·

第一次刮痧治疗完毕，待痧消退后，可进行第二次治疗。通常连续刮痧治疗7次为一疗程。

·医师提示·

◎本病病程较长，在刮痧治疗时应按疗程持续治疗，刮痧手法宜轻，多用补法。
◎刮痧治疗本病的同时，应注意心理治疗。
◎积极参加体育锻炼，注意劳逸结合，保证充足睡眠，保持心情舒畅。

·辅助食疗法·

莲子百合粥

原料：莲子、百合、粳米各30克。
用法：将所有原料洗净，放入锅中添适量水煮成粥，每日早晚各食用1次。
功效：适用于围绝经期心悸不寐，怔忡健忘、肢体乏力、皮肤粗糙者。

辨证分型

肝肾阴虚：头晕耳鸣，心烦易怒，阵阵烘热，汗出，兼有心悸少寐，健忘，五心烦热，腰膝酸软，月经周期紊乱，经量或多或少或淋漓不断，色鲜红。舌红苔少，脉弦细数。

心肾不交、心肾两虚：心悸，怔忡，虚烦不寐，健忘多梦，恐怖易惊，咽干，潮热盗汗，腰酸腿软，小便短赤。舌红苔少，脉细数而弱。

肝气郁结：情志抑郁，胁痛，乳房胀痛或周身刺痛，口干口苦，喜叹息，月经或前或后，经行不畅，小腹胀痛，悲伤欲哭，多疑多虑，尿短色赤，大便干结。舌质红，苔黄腻，或舌质青紫或有瘀斑，脉弦或涩。

脾肾阳虚：月经紊乱，量多色淡，形寒肢冷，倦怠乏力，面色晦暗，面浮肢肿，腰酸膝冷，腹满纳差，大便溏薄。舌质嫩，苔薄白，脉沉弱。

肝肾阴虚

1 以单角刮法刮拭胸部双侧期门，约20次。

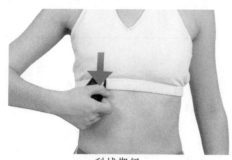

刮拭期门

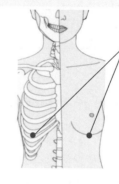

期门：在胸部，乳头直下，第6肋间隙，即前正中线旁开4寸，左右各一穴。

2 以单角刮法刮拭小腿部双侧复溜，约20次。

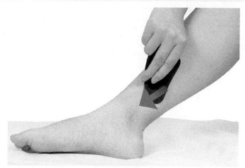

刮拭复溜

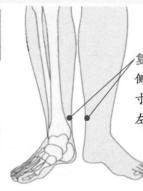

复溜：在小腿内侧，太溪直上2寸，跟腱的前方，左右各一穴。

心肾不交、心肾两虚

以面刮法刮拭上肢双侧神门，约20次。

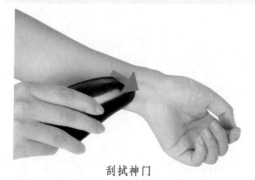

刮拭神门

神门：在腕部，腕掌侧横纹尺侧端，尺侧腕屈肌腱的桡侧凹陷处，左右各一穴。

肝气郁结

1 以单角刮法刮拭胸部双侧期门，约20次。

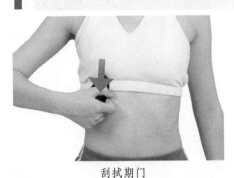

刮拭期门

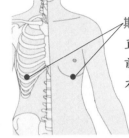

期门：在胸部，乳头直下，第6肋间隙，即前正中线旁开4寸，左右各一穴。

2 以面刮法刮拭手腕部双侧内关，约20次。

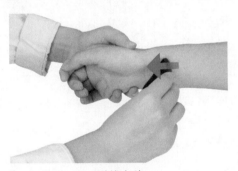

刮拭内关

内关：在小臂掌侧，腕横纹直上2寸，掌长肌腱与桡侧腕屈肌腱之间，左右各一穴。

脾肾阳虚

以单角刮法刮拭背部腰阳关，约20次。

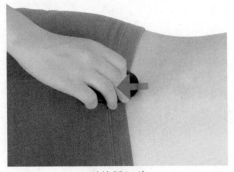

刮拭腰阳关

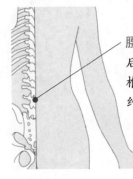

腰阳关：在腰部，后正中线上，第4腰椎棘突下凹陷中，约与髂脊相平。

前列腺炎

——补益脾肾，固摄精室

前列腺炎是发于男性的一种泌尿系统疾病，主要是由前列腺特异性和非特异感染所致而引发的局部或全身症状。

·症状自诊·

以尿频、尿急、尿痛或小便淋漓不尽、尿道口时有白色分泌物为主症，有时可有血尿，严重者伴有阳痿、早泄、血精及遗精，大多数患者伴有头痛、头晕、乏力等神经衰弱症状。

·原因·

中医认为，前列腺炎多由于以下原因所致：下焦湿热，膀胱泌别失职；肾阴亏虚，阴虚内热，热移膀胱，清浊不分；脾虚气陷，精微下渗；脾肾阳虚，脾不升清，肾不固摄。

预防方法

1. 饮食方面，注意少食或者不食辛辣刺激食物。
2. 戒除某些不良生活习惯，如烟酒嗜好等。
3. 避免憋尿、久坐及长时间骑车、骑马。
4. 加强锻炼，增强体质，预防感冒。

◇ 刮痧调补步骤 ◇

全程线路指导

腰部
∨
腹部
∨
下肢

1 以面刮法刮拭后腰部命门，再重点刮拭双侧肾俞、膀胱俞、八髎（即上髎、次髎、中髎、下髎共8穴），约20次。

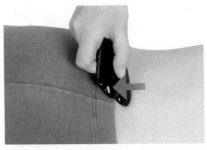

刮拭命门

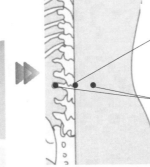

命门：在腰部，后正中线上，第2腰椎棘突下凹陷中。

肾俞：在腰部，第2腰椎棘突下，后正中线旁开1.5寸，左右各一穴。

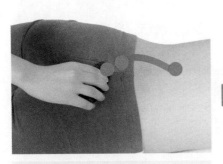

刮拭双侧肾俞、膀胱俞、八髎

膀胱俞：在骶部，骶正中嵴旁1.5寸，与第2骶后孔齐平，左右各一穴。

八髎：在骶部，分别在第1、第2、第3、第4骶后孔中，包括双侧上髎、次髎、中髎、下髎，合称"八髎"，左右共8个穴位。

2 以面刮法刮拭腹部任脉从关元经中极至曲骨，约20次。

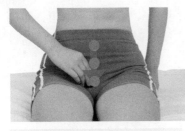

刮拭关元经中极至曲骨

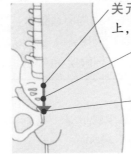

关元：在下腹部，前正中线上，脐中下方3寸。

中极：在下腹部，前正中线上，当脐中下方4寸。

曲骨：下腹部，前正中线上，耻骨联合上缘的中点处。

特效穴位解析

又名回骨，出自《针灸甲乙经》，属于任脉。曲骨具有通利小便、调经止痛的作用。主治少腹胀满、小便淋沥、遗尿、疝气、遗精阳痿、阴囊湿痒等，是治疗前列腺炎的特效穴。

3 以单角刮法刮拭下肢三阴交，约20次。

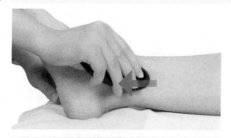

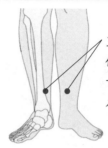

三阴交：在小腿内侧，足内踝尖直上3寸，胫骨内侧后缘，左右各一穴。

刮拭三阴交

·疗程·

第一次刮痧治疗完毕，待痧消退后，可进行第二次治疗。通常连续刮痧治疗7次为一疗程。

·医师提示·

◎本病一般采用中西医结合治疗，刮痧常作为一种辅助治疗手段。

◎平时应注意清洁卫生，防止尿路感染。

◎少吃辛辣肥甘等刺激性食物，戒烟忌酒。

·辅助食疗法·

五香南瓜子

原料： 南瓜子1000克，五香粉4勺，八角、盐各适量。

用法： 将南瓜子洗净，沥干，锅内添适量水，放入南瓜子、五香粉、八角、盐，用大火烧开后继续煮30分钟，捞出，沥干水分，放入平底锅内用小火烘干即成。

功效： 具有驱虫、辅治男性前列腺疾病的功效。

辨证分型

气血瘀滞型：会阴部刺痛明显，疼痛牵引小腹、睾丸、阴茎及腰骶部，小便滴沥，舌紫黯或有瘀点，脉缓或涩。

肾气亏虚型：可见小便频数、余沥不尽、尿末滴白、腰膝酸软、头晕耳鸣、阳痿、早泄等症状。偏阳虚者，可伴有形寒肢冷、小便清长、舌质淡胖、脉沉无力的症状；偏阴虚者，可伴有五心烦热、小便短少、舌红少苔、脉细而数的症状。

湿热蕴结型：尿频、尿急、尿道灼热刺痛，会阴胀痛不适，尿末滴白，舌质红，苔黄腻，脉滑数。

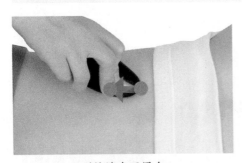

随症加减

气血瘀滞型

以单角刮法刮拭背部双侧脾俞、胃俞，约20次。

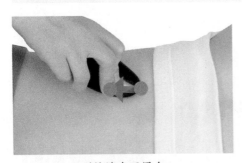

刮拭脾俞至胃俞

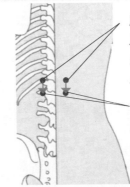

脾俞：在背部，第11胸椎棘突下，后正中线旁开1.5寸，左右各一穴。

胃俞：在背部，第12胸椎棘突下，后正中线旁开1.5寸，左右各一穴。

肾气亏虚型

以面刮法刮拭背部督脉，出痧为度。

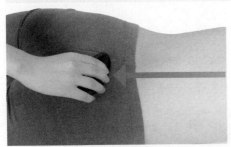

刮拭督脉

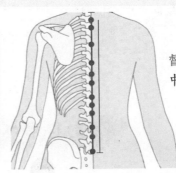

督脉：在后背正中线上。

湿热蕴结型

以单角刮法刮拭下肢双侧阴陵泉，约20次。

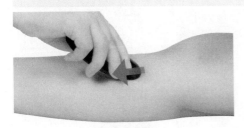

刮拭阴陵泉

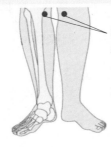

阴陵泉：在小腿内侧，胫骨内侧髁后下方凹陷处，左右各一穴。

痛经

——理气行经，调血止痛

本病多见于青年女性，是指每次月经期间或行经前后，出现下腹部痉挛性疼痛，并有全身不适，有的严重影响日常生活。

·症状自诊·

在行经前后，或正值行经期间，小腹及腰骶部剧烈疼痛，常有面色苍白、手足厥冷、恶心呕吐等症状，并随着月经周期发作。

·原因·

中医学认为痛经多是由于寒凝血瘀、气机不畅、胞络阻滞或气血两虚、经脉失养所致。因经水为血所化，血随气行，气充血沛，气顺血和，则经行畅通，自无疼痛之患。若气滞血瘀或气虚血少，则使经行不畅，不通则痛。

○ 预防方法 ○

1.经期注意保暖，避免寒冷，注意经期卫生。

2.经期宜适当休息，不要过度疲劳。

3.保持情绪安宁，避免暴怒、忧郁。

◇ 刮痧调补步骤 ◇

全程线路指导

背部
⌄
腹部
⌄
下肢

1 以面刮法刮拭背部双侧从肝俞经肾俞至次髎，约20次。

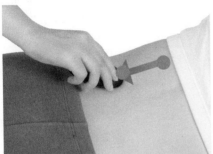

刮拭肝俞至肾俞

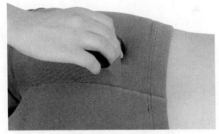

继续刮拭至次髎

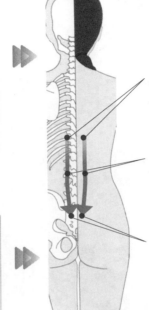

肝俞：在背部，第9胸椎棘突下，后正中线旁开1.5寸，左右各一穴。

肾俞：在腰部，第2腰椎棘突下，后正中线旁开1.5寸，左右各一穴。

次髎：在骶部，髂后上棘内下方，适对第2骶后孔处，左右各一穴。

2 以单角刮法刮拭腹部气海经关元、中极至子宫，约20次。

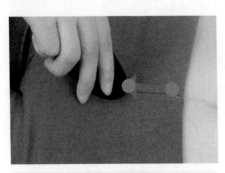

刮拭气海至关元

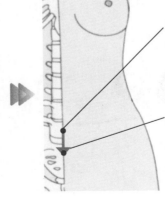

气海：在下腹部，前正中线上，脐中下方1.5寸。

关元：在下腹部，前正中线上，脐中下方3寸。

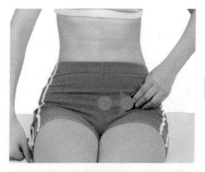
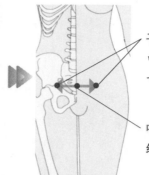

子宫：在下腹部，脐中下方4寸，中极旁开3寸，左右各一穴。

中极：在下腹部，前正中线上，当脐中下方4寸。

继续刮拭中极至子宫

3 以单角刮法刮拭下肢双侧阴陵泉经地机至三阴交，约20次。

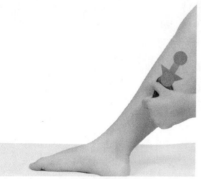

刮拭阴陵泉至地机

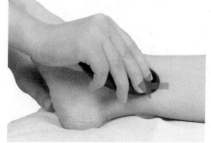

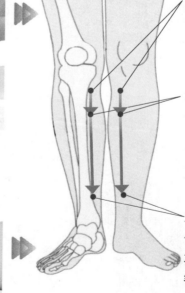

阴陵泉：在小腿内侧，胫骨内侧髁后下方凹陷处，左右各一穴。

地机：在小腿内侧，内踝尖与阴陵泉的连线上，阴陵泉穴下3寸，左右各一穴。

三阴交：在小腿内侧，足内踝尖直上3寸，胫骨内侧后缘，左右各一穴。

继续刮拭至三阴交

特效穴位解析

地 机

又名脾舍、地箕，属于足太阴脾经，具有健脾渗湿、调经止带的作用，主治月经不调、痛经、功能性子宫出血、阴道炎等病症，是治疗痛经的特效穴。

4 以单角刮法刮拭足背双侧太冲，约20次。

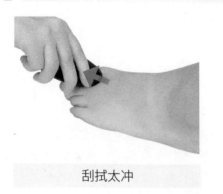

刮拭太冲

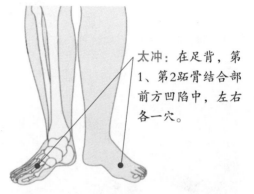

太冲：在足背，第1、第2跖骨结合部前方凹陷中，左右各一穴。

·疗程·

第一次刮痧治疗完毕，待痧消退后，可进行第二次治疗。通常连续刮痧治疗7次为一疗程。

·医师提示·

◎痛经宜在月经前1周进行刮痧治疗，经期忌刮痧。

◎痛经者日常应注意个人卫生，注意保暖，不宜洗冷水浴。

◎保持心情舒畅，戒食生冷及辛辣食物，劳逸结合。

·辅助食疗法·

山楂红糖水

原料： 带核鲜山楂15枚，红糖适量。

用法： 山楂洗净，放入锅中，加适量水以小火熬至烂熟，加入红糖熬煮至稀糊状即可。经前5天开始服用，每日早晚各1次，直至经后3天停止食用。此为一个疗程，连服三个疗程即可见效。

功效： 专治月经不调、血瘀型痛经。

气滞血瘀型：经期或经前小腹胀痛，行经量少，淋漓不畅，血色紫黯有瘀块，块下则疼痛减轻，胸胁乳房作胀，舌质紫黯，舌边或有瘀点，脉沉弦。

寒湿凝滞型：经前或经期小腹冷痛，甚则牵连腰脊疼痛，得热则舒，经行量少，色黯有血块，畏寒便溏，苔白腻，脉沉紧。

气血虚弱型：经期或经净后，小腹绵绵作痛，按之痛减，经色淡，质清稀，面色苍白，精神倦怠，舌淡苔薄，脉虚细。

随症加减

气滞血瘀型

1 以面刮法刮拭背部两侧膈俞，约20次。

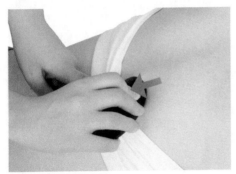

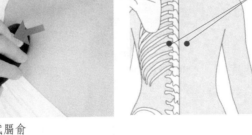

膈俞：在背部，第7胸椎棘突下，后正中线旁开1.5寸，左右各一穴。

刮拭膈俞

2 以单角刮法刮拭胸腹部两侧期门至章门，约20次。

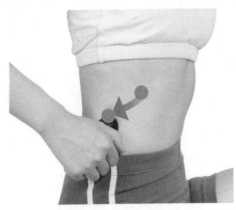

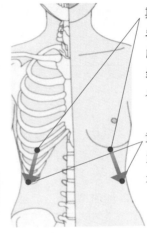

期门：在胸部，乳头直下，第6肋间隙，即前正中线旁开4寸，左右各一穴。

章门：在侧腹部，第11肋游离端的下方，左右各一穴。

刮拭期门至章门

寒湿凝滞型

以面刮法刮拭腰部命门，约20次。

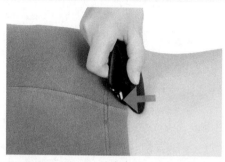

刮拭命门

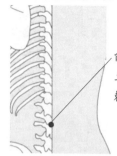

命门：在腰部，后正中线上，第2腰椎棘突下凹陷中。

气血虚弱型

1 以单角刮法刮拭背部两侧脾俞至胃俞，约20次。

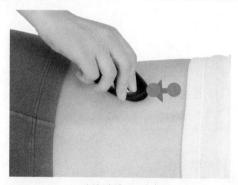

刮拭脾俞至胃俞

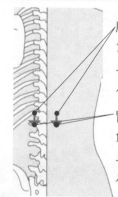

脾俞：在背部，第11胸椎棘突下，后正中线旁开1.5寸，左右各一穴。

胃俞：在背部，第12胸椎棘突下，后正中线旁开1.5寸，左右各一穴。

2 以单角刮法刮拭腿部两侧足三里，约20次。

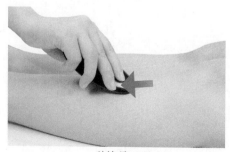

刮拭足三里

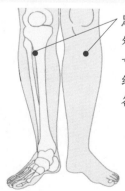

足三里：在小腿前外侧，外膝眼下3寸，胫骨前缘外侧约1横指处，左右各一穴。

125

月经不调

——疏肝理气，补肾调经

本病是指月经周期紊乱以及经量、经色、经质的异常，常有月经提前、错后或行经先后日期不定等，是妇科常见病。

·症状自诊·

表现为月经周期的紊乱，如先期、后期、先后不定期、经期缩短、经期延长；经量的异常，如月经过多、月经过少；经质的异常，如稠黏、清稀、有瘀块及气味臭秽等；除此之外，还可兼有少腹不适、胀满疼痛，乳房或胁肋胀满疼痛，以及头痛、恶心、呕吐、二便失常等症。

·原因·

中医认为，本病多由肝气郁结、思虑过度损伤肝、脾、冲、任，或气血虚弱、寒热之邪伤及血分所致。

预防方法

1. 注意并讲究经期卫生，经期前及经期少吃生冷和辛辣等刺激性强的食物。
2. 平时要加强体育锻炼，尤其是体质虚弱者。
3. 注意改善营养状态，并要积极治疗慢性疾病。

◇ 刮痧调补步骤 ◇

全程线路指导

背部
∨
腹部
∨
下肢

1 以单角刮法刮拭背部双侧肝俞、脾俞至肾俞，约20次。

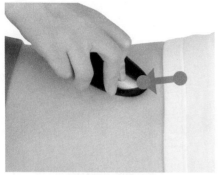

刮拭肝俞至脾俞

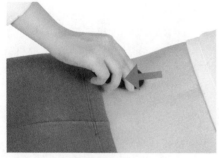

继续刮拭至肾俞

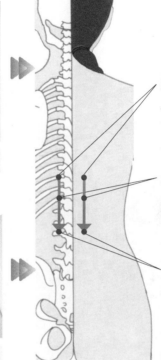

肝俞：在背部，第9胸椎棘突下，后正中线旁开1.5寸，左右各一穴。

脾俞：在背部，第11胸椎棘突下，后正中线旁开1.5寸，左右各一穴。

肾俞：在腰部，第2腰椎棘突下，后正中线旁开1.5寸，左右各一穴。

2 以单角刮法刮拭腹部气海至关元，约20次。

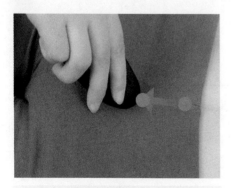

刮拭气海至关元

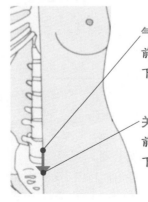

气海：在下腹部，前正中线上，脐中下方1.5寸。

关元：在下腹部，前正中线上，脐中下方3寸。

3 以单角刮法刮拭下肢双侧血海、足三里、三阴交，约20次。

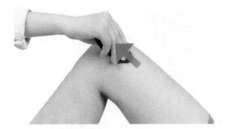

刮拭血海

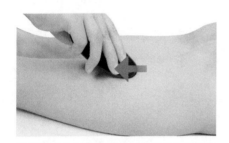

刮拭足三里

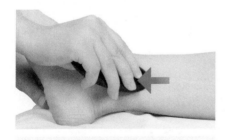

刮拭三阴交

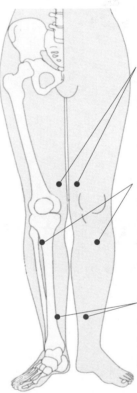

血海：在大腿内侧，髌底内侧端上2寸，股四头肌内侧头隆起处，左右各一穴。

足三里：在小腿前外侧，外膝眼下3寸，胫骨前缘外侧约1横指处，左右各一穴。

三阴交：在小腿内侧，足内踝尖直上3寸，胫骨内侧后缘，左右各一穴。

特效穴位解析

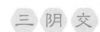

又名承命、下之三里、太阴，出自《针灸甲乙经》，属于足太阴脾经，具有健脾益血、调肝补肾、安神的功效。治经期不顺、带下、月经过多或过少、经前症候群等，是治疗月经不调的特效穴。

4 以单角刮法刮拭足背双侧太冲，约20次。

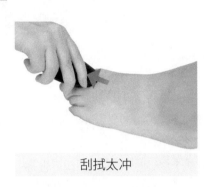

刮拭太冲

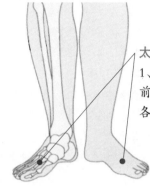

太冲：在足背，第1、第2跖骨结合部前方凹陷中，左右各一穴。

·疗程·

第一次刮痧治疗完毕，待痧消退后，可进行第二次治疗。通常连续刮痧治疗7次为一疗程。

·医师提示·

◎注意经期卫生，保持阴部清洁。

◎保持心情舒畅，适当参加体育锻炼。

◎防止受凉及过食生冷食物。

·辅助食疗法·

大枣益母汤

原料： 大枣20枚，益母草10克，红糖10克。

做法： 各种原料加水共炖，饮汤。每日早晚各1次。

功效： 温经养血，祛瘀止痛。对经期受寒或贫血等造成的月经不调、疼痛、腰酸有一定的疗效。

月经先期型：月经先期而至，甚则一月经行两次。月经量多，色紫黏稠，心胸烦闷，舌苔薄黄，脉浮数为实热；或月经量少，色红，颧赤，手心热，舌红苔黄，脉细数，为阴虚血热；或月经量少，色淡，质清稀，神疲气短，心悸，小腹空坠感，舌质淡苔薄，脉虚，为气虚。

月经后期型：经期延后，量少色黯红，小腹绞痛，得热痛减，面青肢冷，舌苔薄白，脉沉紧，为实寒；或量少色淡，腹痛喜按喜暖，面色苍白，舌淡苔白，脉沉迟无力，为虚寒。

月经先后无定期型：经期或先或后，行而不畅，胸胁、乳房、小腹胀痛，精神抑郁，胸闷不舒，常叹息，脉弦，为肝郁；或月经量少，色淡质清稀，面色晦黯，头晕耳鸣，腰膝酸软，夜尿多，舌淡苔薄，脉沉弱，为肾虚。

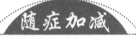

随症加减

月经先期型

1 实热以单角刮法刮拭手臂部双侧曲池，约20次。

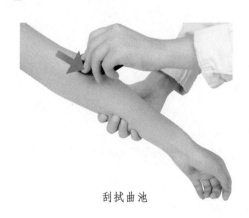

刮拭曲池

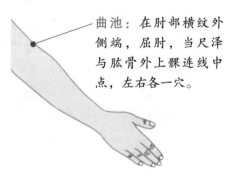

曲池：在肘部横纹外侧端，屈肘，当尺泽与肱骨外上髁连线中点，左右各一穴。

2 阴虚血热以单角刮法刮拭足部双侧太溪，约20次。

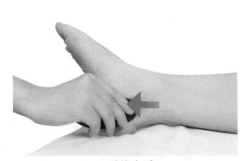

刮拭太溪

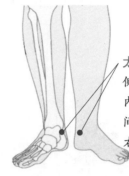

太溪：在足内侧，内踝后方，内踝尖与跟腱之间的凹陷处，左右各一穴。

3 月经过多以单角刮法刮拭足部双侧隐白，约20次。

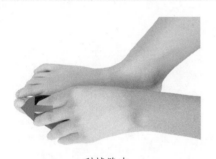

刮拭隐白

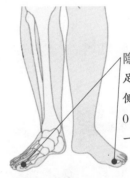

隐白：在足部，足大趾末节内侧，距趾甲角0.1寸，左右各一穴。

4 腰骶疼痛以单角刮法刮拭背部双侧次髎，约20次。

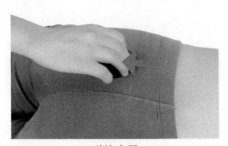

刮拭次髎

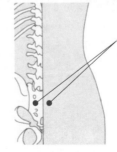

次髎：在骶部，髂后上棘内下方，适对第2骶后孔处，左右各一穴。

月经后期型

1 实寒证以单角刮法刮拭腹部神阙至子宫，约20次。

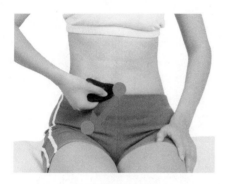

刮拭神阙至子宫

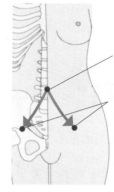

神阙：在腹部，脐中央。

子宫：在下腹部，脐中下方4寸，中极旁开3寸，左右各一穴。

2 虚寒证以单角刮法刮拭背部命门至腰阳关，约20次。

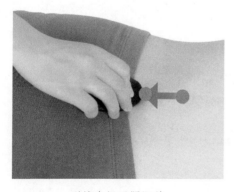

刮拭命门至腰阳关

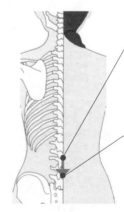

命门：在腰部，后正中线上，第2腰椎棘突下凹陷中。

腰阳关：在腰部，后正中线上，第4腰椎棘突下凹陷中，约与髂脊相平。

月经先后无定期型

1 实热以单角刮法刮拭胸腹部双侧膻中至期门，约20次。

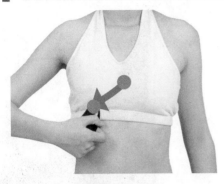

刮拭膻中至期门

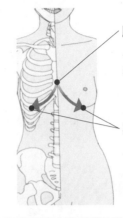

膻中：在胸部正中线上，平第4肋间，两乳头连线中点处。

期门：在胸部，乳头直下，第6肋间隙，即前正中线旁开4寸，左右各一穴。

2 以单角刮法刮拭上肢双侧内关，约20次。

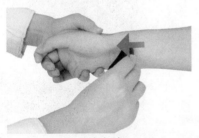

刮拭内关

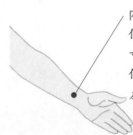

内关：在小臂掌侧，腕横纹直上2寸，掌长肌腱与桡侧腕屈肌腱之间，左右各一穴。

3 以单角刮法刮拭足部双侧太溪，约20次。

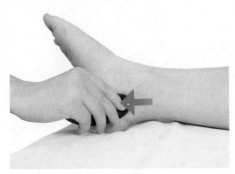

刮拭太溪

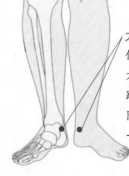

太溪：在足内侧，内踝后方，内踝尖与跟腱之间的凹陷处，左右各一穴。

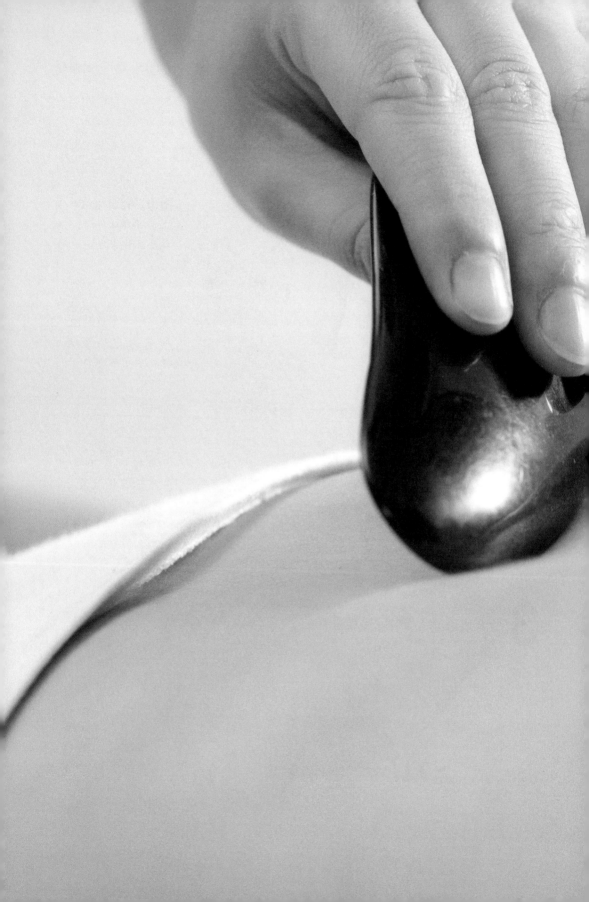

第四章

美容瘦身刮痧法

减肥瘦身

——燃烧脂肪，塑形修身

肥胖是指人体内脂肪细胞的体积和数目增加，占体重的百分比异常增高，并在某些局部过多沉积脂肪。

·症状自诊·

目前临床用体重指数（BMI）来评价是否肥胖：<18.5kg/m^{2}者为体重过低，18.5～23.9kg/m^{2}为体重正常，≥24kg/m^{2}为超重；≥28kg/m^{2}为肥胖。但应该注意有些BMI增高的患者不是脂肪增多，而是肌肉或者其他组织增多。

·原因·

肥胖的原因与遗传、社会环境、心理和缺少运动相关。单纯性肥胖患者全身脂肪分布比较均匀，没有内分泌紊乱现象，也无代谢障碍性疾病，其家族往往有肥胖病史。

◈ 刮痧调补步骤 ◈

全程线路指导

背部
∨
胸腹部
∨
上肢
∨
下肢

1

以单角刮法重点刮拭双侧肝俞、脾俞至胃俞，约20次。

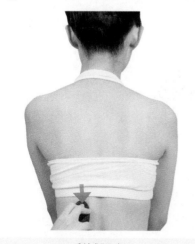

刮拭肝俞

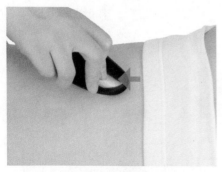

刮拭至脾俞

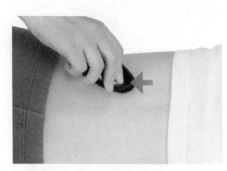

刮拭至胃俞

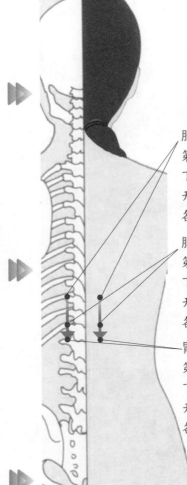

肝俞：在背部，第9胸椎棘突下，后正中线旁开1.5寸，左右各一穴。

脾俞：在背部，第11胸椎棘突下，后正中线旁开1.5寸，左右各一穴。

胃俞：在背部，第12胸椎棘突下，后正中线旁开1.5寸，左右各一穴。

2 以面刮法刮拭胸腹部任脉，以单角刮法重点刮拭膻中、中脘、关元，约20次。

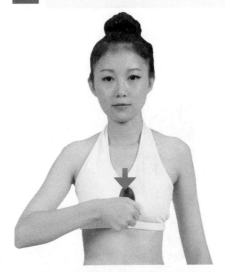

刮拭膻中

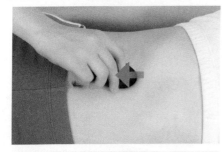

刮拭至中脘

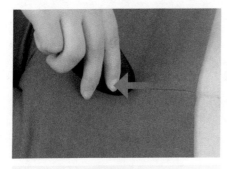

刮拭至关元

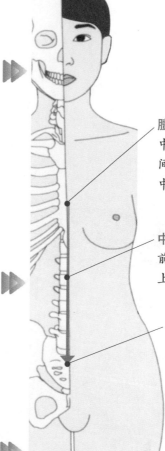

膻中：在胸部正中线上，平第4肋间，两乳头连线中点处。

中脘：在上腹部，前正中线上，脐中上方4寸。

关元：在下腹部，前正中线上，脐中下方3寸。

3 以面刮法刮拭上肢手太阴肺经，重点刮拭双侧孔最至列缺，约20次。

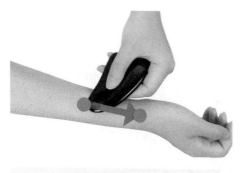

孔最：在前臂掌面桡侧，尺泽与太渊连线上，腕横纹上7寸处，左右各一穴。

列缺：在小臂上，掌后腕横纹桡侧端，桡骨茎突上方，腕横纹上1.5寸，左右各一穴。

刮拭孔最至列缺

4 以面刮法刮拭下肢，以单角刮法重点刮拭双侧丰隆，约20次。

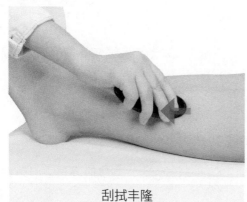

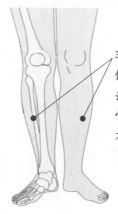

丰隆：在小腿前外侧，外踝尖上8寸，条口穴外1寸，距胫骨前缘2横指处，左右各一穴。

刮拭丰隆

特效穴位解析

丰 隆

出自《灵枢·经脉》，属于足阳明胃经。丰即丰满，隆指突起，气血于本穴汇聚而隆起。主治便秘、下肢浮肿等，是减肥瘦身的特效穴。

5 以面刮法刮拭下肢足太阴脾经，以单角刮法重点刮拭双侧三阴交，约20次。

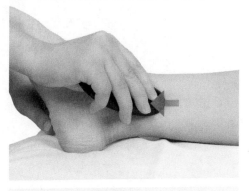

刮拭三阴交

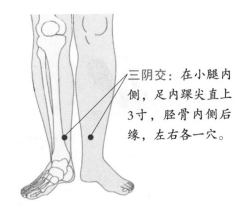

三阴交：在小腿内侧，足内踝尖直上3寸，胫骨内侧后缘，左右各一穴。

　　直接刮拭肥胖的局部，应使按压力传导到皮下组织，促其被动运动，有利于加强新陈代谢，消除局部的水分和脂肪，达到减肥目的。

·疗程·

　　第一次刮痧治疗完毕，待痧消退后，可进行第二次治疗。通常连续刮痧治疗7次为一疗程。

·医师提示·

　　◎保持良好的作息习惯。

　　◎加强运动，控制饮食。

　　◎减肥刮痧力度要适中，每天可以刮1~2次。若按力大、刮拭时间长，必须涂刮痧润滑剂保护皮肤。

·辅助食疗法·

荷叶饮

原料： 荷叶1张，生山楂、生薏苡仁各10克，橘皮5克。

用法： 各种原料洗净，切细，一起放入杯中，开水冲沏。代茶饮用，连用3个月。

功效： 健脾除湿，轻身减肥，用治肥胖。

去痤疮

——祛风清热，健脾祛痘

痤疮多发于面部，多见于青春期，现代医学中即毛囊皮脂腺的慢性炎症性疾病。

·症状自诊·

根据痤疮皮损性质和严重程度将痤疮分为1～4级。

1级（轻度）：仅有痤疮。

2级（中度）：除痤疮外，还有一些炎性丘疹。

3级（中度）：除痤疮外，还有较多的炎性丘疹或脓疱。

4级（重度）：除有痤疮、炎性丘疹及脓疱外，还有结节、囊肿或瘢痕。

·原因·

痤疮的发生主要与皮脂分泌过多、毛囊皮脂腺导管堵塞、细菌感染和炎症反应等因素密切相关。中医学认为多由肺经风热、湿热蕴结和痰湿凝结造成。

◇ 刮痧调补步骤 ◇

全程线路指导

背部
∨
上肢
∨
下肢

1 以面刮法刮拭背部大椎至命门，再以单角刮法重点刮拭双侧夹脊，约20次。

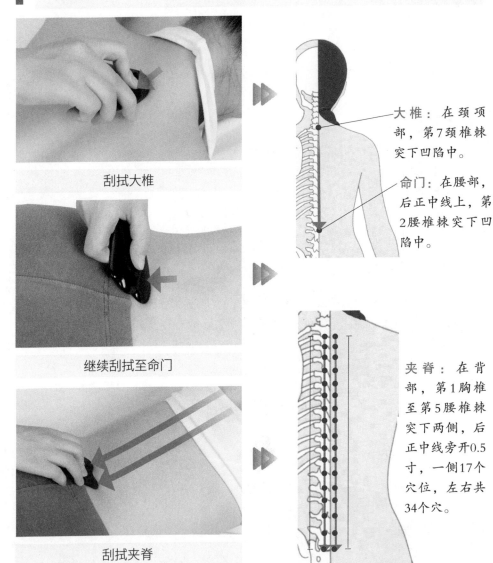

刮拭大椎

继续刮拭至命门

刮拭夹脊

大椎：在颈项部，第7颈椎棘突下凹陷中。

命门：在腰部，后正中线上，第2腰椎棘突下凹陷中。

夹脊：在背部，第1胸椎至第5腰椎棘突下两侧，后正中线旁开0.5寸，一侧17个穴位，左右共34个穴。

特效穴位解析

 大椎

又名百劳、上杼，出自《素问·气府论》，属于督脉。大椎名意指手、足三阳经的阳热之气由此汇入本穴，并与督脉的阳气上行头颈。主治热病、骨蒸潮热等，是治疗痤疮的特效穴。

2

以面刮法刮拭背部，以单角刮法重点刮拭双侧肺俞、肝俞至脾俞、大肠俞至小肠俞，约20次。

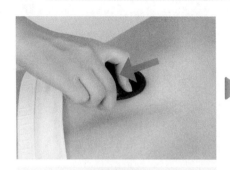

刮拭肺俞

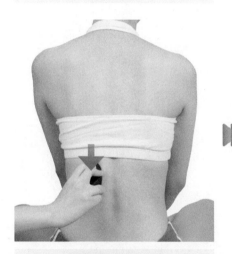

继续刮拭至肝俞

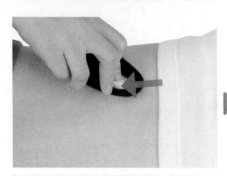

继续刮拭至脾俞

肺俞：在背部，第3胸椎棘突下，后正中线旁开1.5寸，左右各一穴。

肝俞：在背部，第9胸椎棘突下，后正中线旁开1.5寸，左右各一穴。

脾俞：在背部，第11胸椎棘突下，后正中线旁开1.5寸，左右各一穴。

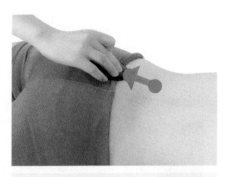

刮拭大肠俞至小肠俞

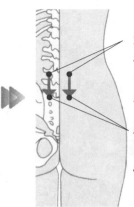

大肠俞：在腰部，第4腰椎棘突下，后正中线旁开1.5寸，左右各一穴。

小肠俞：在骶部，骶正中嵴旁开1.5寸，平第1骶后孔，左右各一穴。

3 以单角刮法刮拭上肢双侧曲池至合谷，约20次。

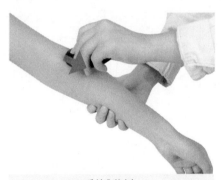

刮拭曲池

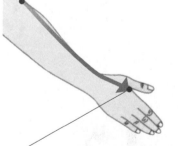

曲池：在肘部横纹外侧端，屈肘，当尺泽与肱骨外上髁连线中点，左右各一穴。

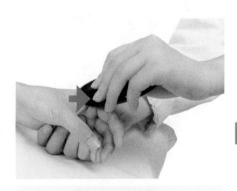

继续刮拭至合谷

合谷：在手背，第1、第2掌骨间，当第2掌骨桡侧的中点处，左右各一穴。

4 以单角刮法刮拭腿部双侧足三里至丰隆、三阴交，约20次。

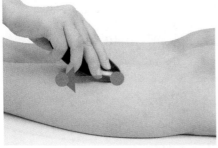

刮拭足三里至丰隆

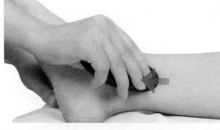

继续刮拭至三阴交

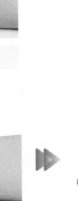

足三里：在小腿前外侧，外膝眼下3寸，胫骨前缘外侧约1横指处，左右各一穴。

丰隆：在小腿前外侧，外踝尖上8寸，条口穴外1寸，距胫骨前缘2横指处，左右各一穴。

三阴交：在小腿内侧，足内踝尖直上3寸，胫骨内侧后缘，左右各一穴。

·疗程·

第一次刮痧治疗完毕，待痧消退后，可进行第二次治疗。通常连续刮痧治疗7次为一疗程。

·医师提示·

◎禁止挤压痤疮，挤压后毛囊结构变形，易造成不同程度的毁容。

◎不用刺激性肥皂，少用或不用化妆品，硫磺香皂对部分痤疮有一定好处。

◎合理饮食，多吃蔬菜和水果，少吃脂肪、糖类和辛辣等刺激性食物，保持大便通畅。

·辅助食疗法·

薏米绿豆汤

原料：薏苡仁、绿豆各80克，蜂蜜10克。

用法：将绿豆、薏苡仁洗净，放入锅中，加适量水，用文火炖至熟，焖几分钟，趁热调入蜂蜜饮用。

功效：清热止渴、消软皮肤硬结，辅治痤疮、脂溢性皮炎等。

淡色斑

——补肾健脾，活化细胞

色斑是由于皮肤黑色素的增加而形成的一种常见面部呈褐色或黑色素沉着性、损容性的皮肤疾病，中医称之为黛黑斑、肝斑，类型多样，包括雀斑、黑斑、黄褐斑、日晒斑、辐射斑和老年斑等。

·症状自诊·

表现为黄褐色或暗褐色色素斑点，多发于面颊、前额及手背部，日晒后加重，多根据形态、年龄段特征等不同而命名。多散在对称性分布，具有遗传倾向。

·原因·

其形成原因大致可以总结为以下几点。
◎遗传因素。
◎暴晒引起黑色素沉积。
◎使用过期或劣质化妆品。
◎不良的生活习惯。
◎药物因素，如长期口服避孕药等。
◎孕期等特殊的生理状况。

◇ 刮痧调补步骤 ◇

全程线路指导

头部
∨
背部
∨
上肢
∨
下肢

1 以面刮法刮拭头部百会至四神聪，约20次。

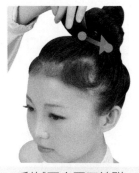

刮拭百会至四神聪

四神聪：在头顶，百会前、后、左、右各1寸处，共4个穴位。

百会：在头顶，前发际正中直上5寸，头顶正中线与两耳尖连线交点上。

2 以面刮法刮拭背部，以单角刮法重点刮拭双侧心俞、脾俞、肾俞，约20次。

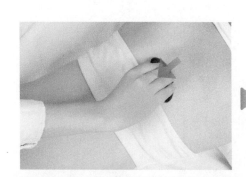

刮拭心俞

心俞：在背部，第5胸椎棘突下，后正中线旁开1.5寸，左右各一穴。

脾俞：在背部，第11胸椎棘突下，后正中线旁开1.5寸，左右各一穴。

肾俞：在腰部，第2腰椎棘突下，后正中线旁开1.5寸，左右各一穴。

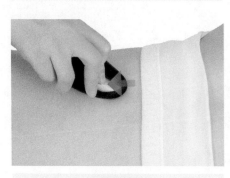

刮拭脾俞

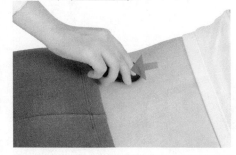

刮拭肾俞

3 以单角刮法刮拭上肢双侧曲池至手三里，约20次。

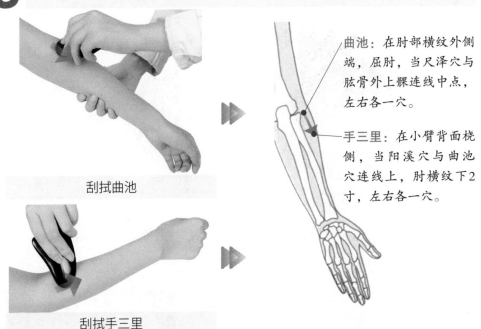

刮拭曲池

刮拭手三里

曲池：在肘部横纹外侧端，屈肘，当尺泽穴与肱骨外上髁连线中点，左右各一穴。

手三里：在小臂背面桡侧，当阳溪穴与曲池穴连线上，肘横纹下2寸，左右各一穴。

4 以单角刮法刮拭腿部双侧足三里、三阴交，约20次。

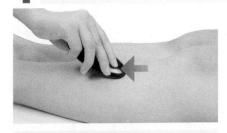

刮拭足三里

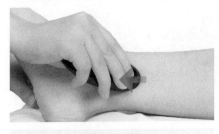

刮拭三阴交

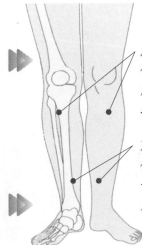

足三里：在小腿前外侧，外膝眼下3寸，胫骨前缘外侧约1横指处，左右各一穴。

三阴交：在小腿内侧，足内踝尖直上3寸，胫骨内侧后缘，左右各一穴。

特效穴位解析

又名承命、下之三里、太阴，出自《针灸甲乙经》，属于足太阴脾经。刮拭三阴交，对改善妇科内分泌很有作用，能有效缓解因肝火郁结而产生的黄褐斑、蝴蝶斑等。

·疗程·

第一次刮痧治疗完毕，待痧消退后，可进行第二次治疗。通常连续刮痧治疗7次为一疗程。

·医师提示·

◎注意防晒。

◎忌化浓妆，养成良好的清洁习惯。

◎不要过度美白。

◎与服用药物有关的色斑患者，应停止服用相关药物。

◎均衡饮食，保证睡眠质量。

·辅助食疗法·

杏仁蛋清

原料：杏仁、鸡蛋清、白酒各适量。

用法：杏仁浸泡后去皮，捣烂如泥，加入鸡蛋清调匀。每晚睡前涂搽，次晨用白酒洗去，直至斑退。

功效：杏仁含杏仁苷、脂肪油、杏仁油及葡萄糖等，蛋清含有多种维生素、烟酸，都有促进皮脂腺分泌，滋润皮肤之作用。辅治面部黑褐斑及面暗无光泽。

改善黑眼圈

——畅通血脉，补肝益气

刮痧治疗本病效果很好

黑眼圈就是人们常说的"熊猫眼"。现代医学认为，静脉血管血流速度过于缓慢，导致眼部皮肤红细胞供氧不足，静脉血管中二氧化碳及代谢废物积累过多，形成慢性缺氧，在皮肤上就表现为黑眼圈。

·症状自诊·

多表现面色黯黄、黑眼圈浓重、细纹增生和毛孔粗大。

·原因·

黑眼圈形成的原因如下。

◎先天遗传或后天性眼皮色素沉着增加。

◎化妆品的色素颗粒渗透。

◎饮食不均衡，缺乏铁质。

◎思虑过度或是熬夜引起睡眠不足，造成眼部疲劳、衰老。

◇ 刮痧调补步骤 ◇

全程线路指导

背部
∨
上肢
∨
下肢

1 以面刮法刮拭背部，以单角刮法重点刮拭双侧心俞、肝俞、脾俞、肾俞，约20次。

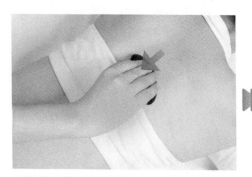

刮拭心俞

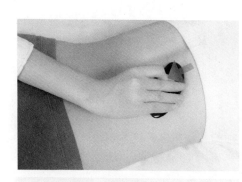

刮拭肝俞

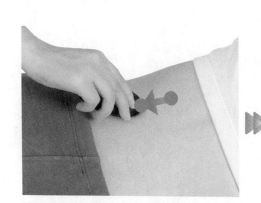

刮拭脾俞至肾俞

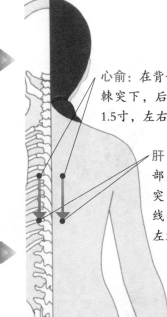

心俞：在背部，第5胸椎棘突下，后正中线旁开1.5寸，左右各一穴。

肝俞：在背部，第9胸椎棘突下，后正中线旁开1.5寸，左右各一穴。

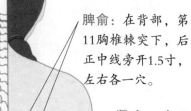

脾俞：在背部，第11胸椎棘突下，后正中线旁开1.5寸，左右各一穴。

肾俞：在腰部，第2腰椎棘突下，后正中线旁开1.5寸，左右各一穴。

151

特效穴位解析   脾 俞

出自《灵枢·背腧》，属于足太阳膀胱经，为背部的俞穴之一，适用于治疗相应的脏腑病证及有关的组织器官病证，主治黄疸、贫血等，是治疗黑眼圈的特效穴。

2 以单角刮法刮拭上肢双侧大陵、神门，约20次。

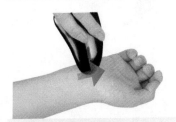
刮拭大陵

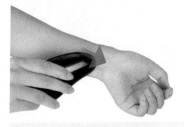
刮拭神门

大陵：在腕部，腕掌横纹的中点处，当掌长肌腱与桡侧腕屈肌腱之间，左右各一穴。

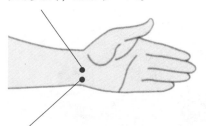

神门：在腕部，腕掌侧横纹尺侧端，尺侧腕屈肌腱的桡侧凹陷处，左右各一穴。

3 以单角刮法刮拭腿部双侧从血海至三阴交、丰隆，约20次。

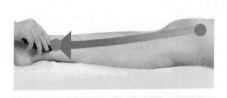
刮拭血海至三阴交

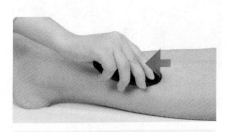
刮拭丰隆

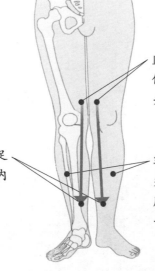

血海：在大腿内侧，髌底内侧端上2寸，股四头肌内侧头隆起处，左右各一穴。

三阴交：在小腿内侧，足内踝尖直上3寸，胫骨内侧后缘，左右各一穴。

丰隆：在小腿前外侧，外踝尖上8寸，条口穴外1寸，距胫骨前缘2横指处，左右各一穴。

·疗程·

第一次刮痧治疗完毕，待痧消退后，可进行第二次治疗。通常连续刮痧治疗7次为一疗程。

·医师提示·

◎保证充足的睡眠，睡前少喝水。

◎经常按摩眼部。

◎多吃富含维生素A和B族维生素的食物。

·辅助食疗法·

胡萝卜汁

原料： 胡萝卜200克。

用法： 将胡萝卜洗净切段，放入榨汁机榨成汁，饮用即可。

功效： 可缓解眼部疲劳，辅治熊猫眼。

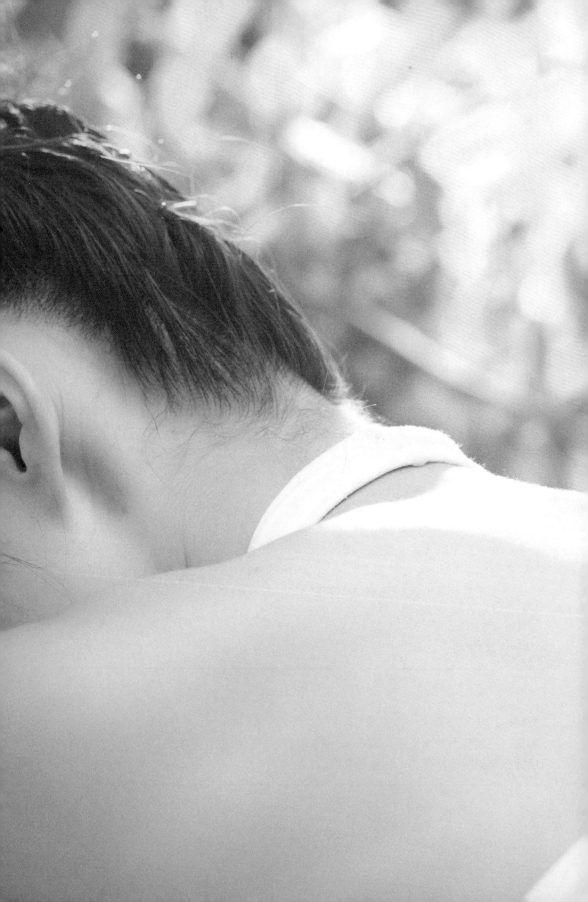

第五章

四季应时养生刮痧

春季

——调理情志，应肝养生

春季万物复苏，正是气温上升、阳气逐渐旺盛的时候，此时也是刮痧调补身体的最佳季节。根据中医养生的"春应肝而养生"原理，春补应以"补肝"为主，给予"疏肝理气"和"柔肝清热"，还应调理情志，保持心情舒畅。刮痧时应以平补平泻为原则，防止春季气温上升，加重身体内热，损伤人体正气。

1 以面刮法按梳头的顺序刮拭头顶部、侧头部，以单角刮法重点刮拭百会至双侧风池，约20次。

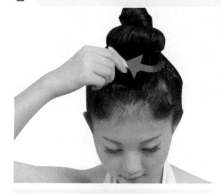
刮拭头顶部

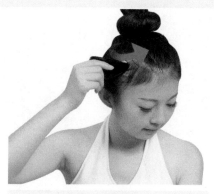
刮拭侧头部

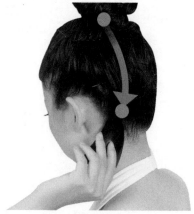
刮拭百会至风池

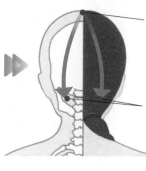

百会：在头顶，前发际正中直上5寸，头顶正中线与两耳尖连线交点上。

风池：在颈项部，当枕骨之下，与风府相平，胸锁乳突肌与斜方肌上端之间的凹陷处，左右各一穴。

2 以单角刮法重点刮拭双侧肝俞，约20次。

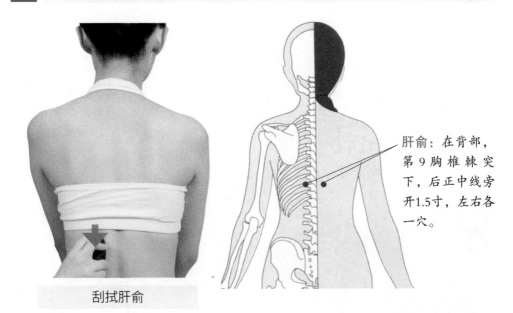

肝俞：在背部，第9胸椎棘突下，后正中线旁开1.5寸，左右各一穴。

刮拭肝俞

3 以单角刮法刮拭胸部双侧期门、日月，约20次。

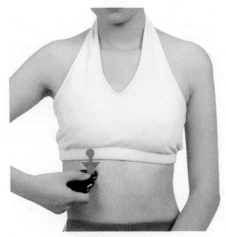

刮拭期门至日月

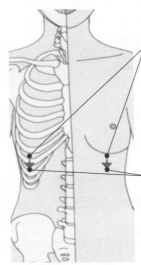

期门：在胸部，乳头直下，第6肋间隙，即前正中线旁开4寸，左右各一穴。

日月：在上腹部，乳头直下，第7肋间隙，前正中线旁开4寸，左右各一穴。

4 以单角刮法刮拭腿部双侧阳陵泉，约20次。

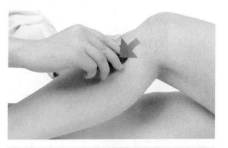

刮拭阳陵泉

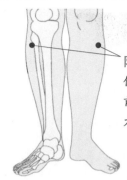

阳陵泉：在小腿外侧，屈膝，腓骨头前下方凹陷处，左右各一穴。

5 以单角刮法刮拭足部双侧太冲，约20次。

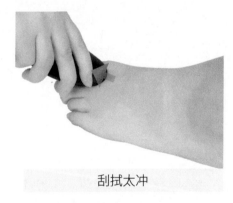

刮拭太冲

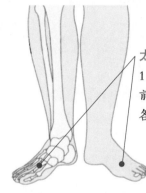

太冲：在足背，第1、第2跖骨结合部前方凹陷中，左右各一穴。

·医师提示·

◎调养精神，宜晚睡早起，保持乐观开朗的情绪，以使肝气顺达，起到防病保健的作用。

◎适度运动，进行有规律的锻炼，对充养脏腑、吐故纳新十分有益。

◎春季风邪是主要的致病因素，适于细菌、病毒等繁殖传播，因此养生的关键是要防风。

◎春天应多吃一些性味甘平，富含蛋白质、糖类、维生素和矿物质的食物，如瘦肉、禽蛋、新鲜蔬菜、水果等，少食酸性食物，以免损伤脾胃。

夏季

——充足气血，应心养长

夏季是一年中气温最高的季节，万物生长茂盛，是阳长阴消的极期，人体的新陈代谢也非常旺盛。夏天里人的阳气虽足，却容易外泄。夏季保健刮痧，可使心脾两脏气血充足，旺盛精力，改善心脏、脾胃功能，不但使人安然度夏，还能预防秋燥。

1

以面刮法刮拭背部，以单角刮法重点刮拭双侧心俞、脾俞、胃俞，约20次。

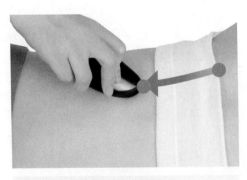

刮拭心俞至脾俞

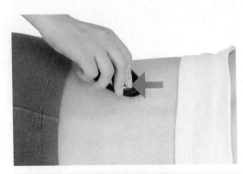

继续刮拭至胃俞

心俞：在背部，第5胸椎棘突下，后正中线旁开1.5寸，左右各一穴。

脾俞：在背部，第11胸椎棘突下，后正中线旁开1.5寸，左右各一穴。

胃俞：在背部，第12胸椎棘突下，后正中线旁开1.5寸，左右各一穴。

2 以面刮法刮拭手部，以单角刮法重点刮拭双侧通里至神门、内关至大陵，约20次。

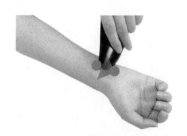

刮拭通里至神门

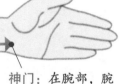

通里：在小臂掌侧，腕关节横纹尺侧端，腕横纹上1寸，左右各一穴。

神门：在腕部，腕掌侧横纹尺侧端，尺侧腕屈肌腱的桡侧凹陷处，左右各一穴。

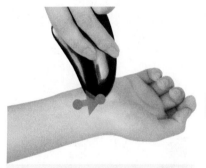

刮拭内关至大陵

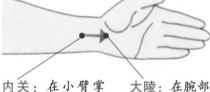

内关：在小臂掌侧，腕横纹直上2寸，掌长肌腱与桡侧腕屈肌腱之间，左右各一穴。

大陵：在腕部，腕掌横纹的中点处，当掌长肌腱与桡侧腕屈肌腱之间，左右各一穴。

3 以单角刮法重点刮拭双侧阴陵泉、公孙、太白，约20次。

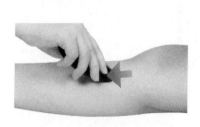

刮拭阴陵泉

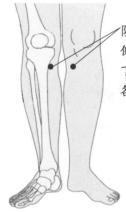

阴陵泉：在小腿内侧，胫骨内侧髁后下方凹陷处，左右各一穴。

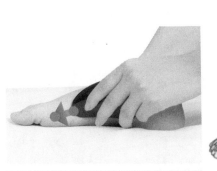

刮拭公孙至太白

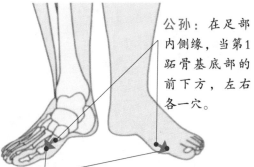

公孙：在足部内侧缘，当第1跖骨基底部的前下方，左右各一穴。

太白：在足内侧缘，第1跖趾关节后下方赤白肉际凹陷处，左右各一穴。

4

以单角刮法重点刮拭双侧足三里，约20次。

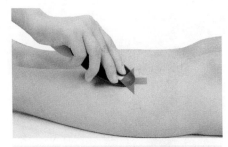

刮拭足三里

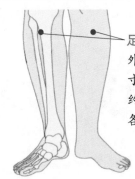

足三里：在小腿前外侧，外膝眼下3寸，胫骨前缘外侧约1横指处，左右各一穴。

·医师提示·

◎调养精神，平和情绪，可使内外阳气通畅，使身体在高温、高湿的影响下，最大程度地保持稳定、平衡的体液分布。

◎不要把自己关在空调房里，要到自然中进行适度运动锻炼，使自己的阳气能够从里透到外。

◎宜晚些入睡，是为了顺应自然界阴气的不足；早些起床，是为了顺应阳气的充盛。睡眠不足可适当午睡。

◎注意防暑、防暴晒，居室应尽量做到通风凉爽。此外家中还应备些防暑药物，如藿香正气水、清凉油、仁丹、风油精等。

◎调节饮食，饮食应以清热祛湿、健脾和中为主，宜食用冬瓜、绿豆芽、小白菜、苦瓜之类的清热食物。

秋季

——解郁散结，应肺养收

秋季是万物成熟收获的季节，气候由长夏湿润转为干燥，阳气渐收，阴气渐长。秋季保健刮痧，可使肺经旺盛，宣发肃降有序，更好地向全身输送、布散营养物质，保养体内的阴气不被燥气所伤。刮痧时应以平补平泻为原则，不要用泻法刮拭，防止肺气虚弱，出现皮肤干燥、口唇干裂、咽干鼻燥、便干难解的秋燥症状。

1 以单角刮法重点刮拭双侧肺俞、脾俞、胃俞，约20次。

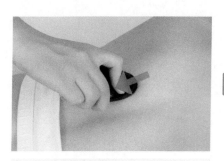

刮拭肺俞

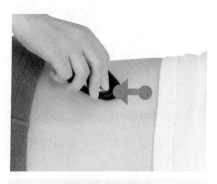

刮拭脾俞至胃俞

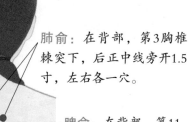

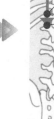

肺俞：在背部，第3胸椎棘突下，后正中线旁开1.5寸，左右各一穴。

脾俞：在背部，第11胸椎棘突下，后正中线旁开1.5寸，左右各一穴。

胃俞：在背部，第12胸椎棘突下，后正中线旁开1.5寸，左右各一穴。

2 以单角刮法从内向外刮拭肩部双侧中府，约20次。

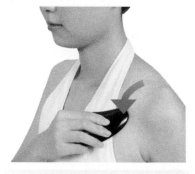

刮拭中府

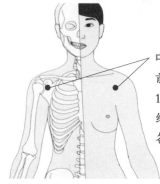

中府：在胸部，胸前壁外上方，平第1肋间隙，前正中线旁开6寸，左右各一穴。

3 以单角刮法从上到下刮拭胸部膻中，约20次。

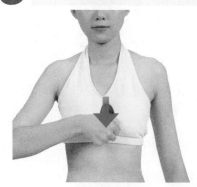

刮拭膻中

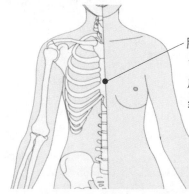

膻中：在胸部正中线上，平第4肋间，两乳头连线中点处。

4 以面刮法刮拭手太阴肺经，以单角刮法重点刮拭双侧尺泽、少商，约20次。

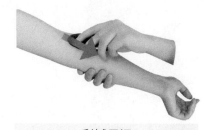 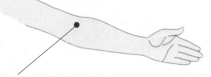

刮拭尺泽

尺泽：在肘部横纹上，肱二头肌腱的桡侧缘凹陷中，左右各一穴。

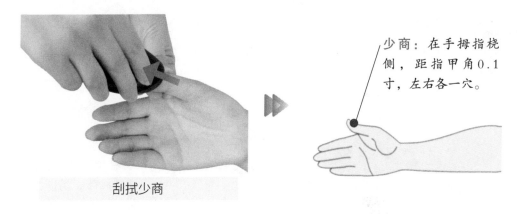

少商：在手拇指桡侧，距指甲角0.1寸，左右各一穴。

刮拭少商

·医师提示·

◎秋季的养生应保持心情舒畅，注意解郁散结。

◎适当增强锻炼，秋季日照充分且阳光不强，是户外活动的最好时期。

◎注意劳逸结合，保持充足的睡眠，早睡早起。

◎秋季中午热早晚凉，温差大，要小心预防着凉。

◎秋季宜多吃一些润肺生津的食物如豆浆、西红柿、梨、香蕉及禽蛋等，不吃或少吃辛辣食品，以改善脏腑功能，增强抗病能力。

按摩辅助

1 按揉印堂

用指腹按揉印堂20～30次，手法由轻至重。

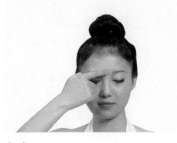

印堂
在前额，两眉头间连线与前正中线之交点处。

2 按揉内关

用拇指指端按揉对侧内关，手法由轻至重，以有酸胀感为佳。

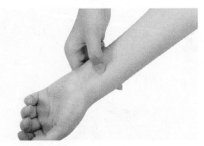

内关
在小臂掌侧，腕横纹直上2寸，掌长肌腱与桡侧腕屈肌腱之间，左右各一穴。

冬季

——补肾壮阳，应肾养藏

中医学认为，冬季阳气潜藏，阴气盛极。冬季保健刮痧，可使肾经旺盛活跃，调节身体适应严冬的变化，增强抗病能力。刮痧宜用补法而不要用泻法，否则冬不藏精，春必生病。

1 以单角刮法重点刮拭双侧肾俞、志室，约20次。

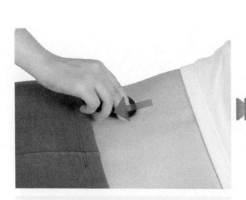

刮拭肾俞

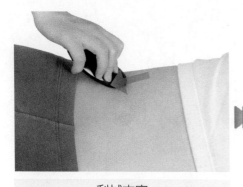

刮拭志室

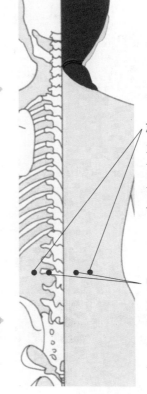

志室：在腰部，第2腰椎棘突下，后正中线旁开3寸，左右各一穴。

肾俞：在腰部，第2腰椎棘突下，后正中线旁开1.5寸，左右各一穴。

2 以面刮法刮拭背部督脉，以单角刮法重点刮拭命门，约20次。

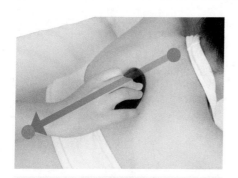

刮拭督脉

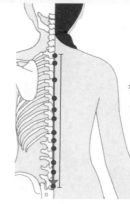

督脉：在后背正中线上。

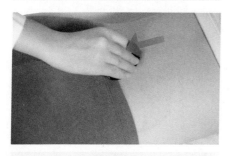

刮拭命门

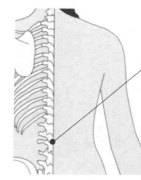

命门：在腰部，后正中线上，第2腰椎棘突下凹陷中。

3 以单角刮法重点刮拭双侧太溪至大钟，约20次。

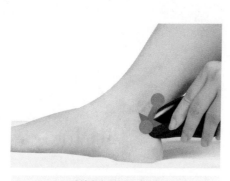

刮拭太溪至大钟

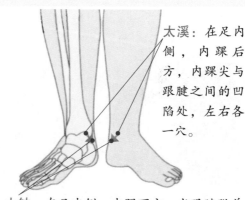

太溪：在足内侧，内踝后方，内踝尖与跟腱之间的凹陷处，左右各一穴。

大钟：在足内侧，内踝下方，当跟腱附着部的内侧前方凹陷处，左右各一穴。

·医师提示·

◎调养精神，及时调节不良情绪，多晒太阳，以防止季节性情感失调症的发生。

◎适度运动，但锻炼不宜出大汗，以防感冒，还应避免在大风、雾霾、雨雪等恶劣环境中锻炼。

◎冬季宜早睡晚起，早睡以养人体阳气，保持身体温热；晚起以养阴气，日出而作，以避严寒，求温暖。

◎防风御寒，预防感冒的发生，高血压、哮喘、冠心病等慢性病患者尤其应做好保暖措施。

◎冬季少食生冷，饮食调养宜用滋阴补阳、热量较高的膳食。

按摩辅助

1 按揉手三里

用拇指指腹按揉对侧手三里20～30次，手法由轻至重。

2 按揉阳池

用拇指指腹按揉对侧阳池20～30次，手法由轻至重。

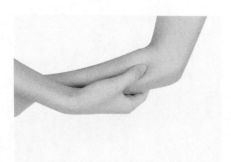

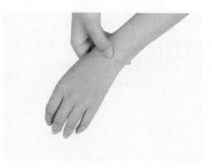

手三里

在小臂背面桡侧，当阳溪与曲池连线上，肘横纹下2寸，左右各一穴。

阳池

在腕部，腕背横纹中，当指伸肌腱的尺侧缘凹陷处，左右各一穴。